使える バイオメカニクス

解いてなっとく

前田哲男 鹿児島大学 名誉教授
木山良二 鹿児島大学 医歯学域医学系医学部保健学科臨床理学療法学講座 准教授
大渡昭彦 鹿児島大学 医歯学域医学系医学部保健学科基礎理学療法学講座 准教授

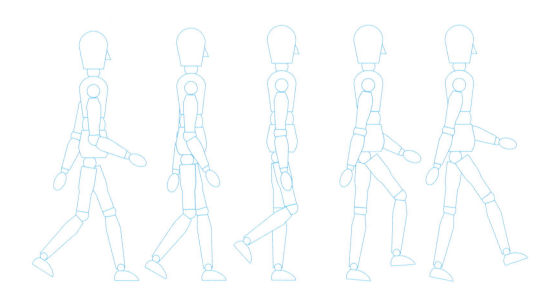

医学書院

解いてなっとく 使えるバイオメカニクス

発　行	2015年9月1日　第1版第1刷Ⓒ
	2022年12月15日　第1版第3刷

著　者　前田哲男・木山良二・大渡昭彦

発行者　株式会社　医学書院
　　　　代表取締役　金原　俊
　　　　〒113-8719　東京都文京区本郷1-28-23
　　　　電話　03-3817-5600（社内案内）

印刷・製本　永和印刷

本書の複製権・翻訳権・上映権・譲渡権・貸与権・公衆送信権（送信可能化権を含む）は株式会社医学書院が保有します．

ISBN978-4-260-02161-6

本書を無断で複製する行為（複写，スキャン，デジタルデータ化など）は，「私的使用のための複製」など著作権法上の限られた例外を除き禁じられています．大学，病院，診療所，企業などにおいて，業務上使用する目的（診療，研究活動を含む）で上記の行為を行うことは，その使用範囲が内部的であっても，私的使用には該当せず，違法です．また私的使用に該当する場合であっても，代行業者等の第三者に依頼して上記の行為を行うことは違法となります．

JCOPY　〈出版者著作権管理機構　委託出版物〉
本書の無断複製は著作権法上での例外を除き禁じられています．複製される場合は，そのつど事前に，出版者著作権管理機構（電話 03-5244-5088，FAX 03-5244-5089，info@jcopy.or.jp）の許諾を得てください．

序

　本書は「読者が観察のみで患者さんの動作を力学的に考察でき,国家試験レベルの生体力学の問題が解けるようになる」ということを目的としています.

　この問題集は高校生のとき数学が苦手だったり,物理学を履修していなかったりした大学生や専門学校の学生が,理学療法・作業療法の評価・治療計画作成で用いる生体力学を無理せずに理解できるようになるために作成したものです.もちろん,数学・物理が得意だった学生は生体力学をより深く理解できるようになります.

　本書の問題を学生が解くと臨床実習のときの動作分析をより深く考えることができるようになると考えます.学生指導者の先生が本書を参考にすると学生に患者さんの動作をわかりやすく説明することができるようになると思います.

　また国家試験では数点の差で不合格になる人が多いと聞いていますが,生体力学に関連する問題は3点問題で1〜2問,1点問題で数問出ていますので,本書の問題を解くことで国家試験で確実に得点できる学力の底上げになると考えています.

　本書は臨床実習や実際の臨床で運動療法プログラムや機能的作業療法を立案するときに必要な基礎力を自学自習で向上できるように作られています.そのために問題も解説も図で説明し,数式は簡単なものだけにするなど,読者が容易に理解できるように工夫しました.

　学生は将来自分が担当する患者さんのために,理学療法士・作業療法士の先生方は現在担当している患者さんのために,本書が自分の臨床能力向上に役立てれば幸いに思います.

2015年7月

著者代表　　前田　哲男

本書の構成と使い方

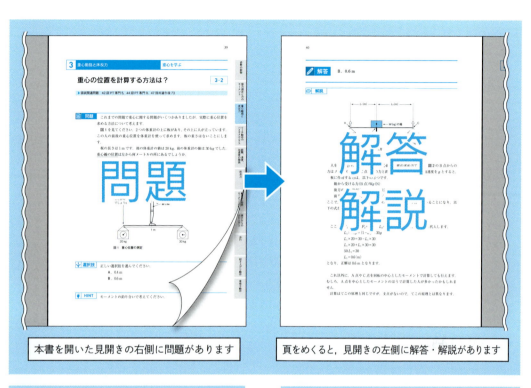

本書を開いた見開きの右側に問題があります

頁をめくると，見開きの左側に解答・解説があります

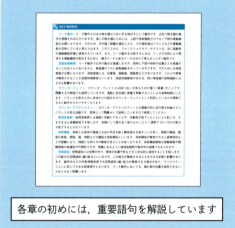

各章の初めには，重要語句を解説しています

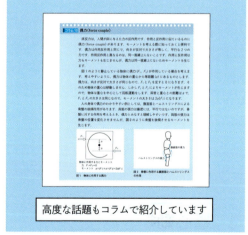

高度な話題もコラムで紹介しています

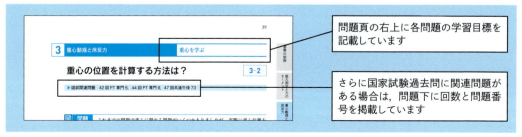

問題頁の右上に各問題の学習目標を記載しています

さらに国家試験過去問に関連問題がある場合は，問題下に回数と問題番号を掲載しています

目次

序 ……………………………………………………………………………………………… iii
本書の構成と使い方 ………………………………………………………………………… iv

1 姿勢の制御　重心と支持基底面の関係　　1

- 1-1　座位で体幹を前屈させたときに活動する筋は？　3
- 1-2　座位で体幹を前屈させたときのハムストリングスの活動は？　5
- 1-3　支持基底面の広さと安定性の関係は？　7
- 1-4　座位で足台を用いる理由は？　9
- 1-5　片麻痺患者の座位における支持基底面は？　11

2 筋力測定と力のモーメント　　13

- 2-1　重力の影響は？　15
- 2-2　てこの原理で考える筋力測定は？　17
- 2-3　力のモーメントの計算は？　19
- 2-4　膝関節伸展筋力の測定の方法は？　21
- 2-5　切断患者の筋力測定で注意することは？　23
- 2-6　力の弱い人が行う筋力測定の方法は？　25
- 2-7　三角関数で何がわかる？　27
- 2-8　斜めの力はどうやって考える？　29
- 2-9　筋力測定器が行う重力補正の方法は？　31
- 2-10　力学以外に考えなければいけないことは？　33

3 重心動揺と床反力　　35

- 3-1　床反力とは？　37
- 3-2　重心の位置を計算する方法は？　39
- 3-3　支持基底面の広さと床反力の関係は？　41
- 3-4　重心と床反力の関係は？（側方への重心移動）　43
- 3-5　重心と床反力の関係は？（側方への重心移動2）　45
- 3-6　重心動揺計の軌跡長はどのように計算しているのか？　47

- 3-7 運動失調症患者の重心動揺計軌跡長は？　49
- 3-8 左右に動いたときの運動失調症患者の重心動揺計軌跡長は？　51

4 リーチ動作のバイオメカニクス　53

- 4-1 側方リーチ時の脊柱起立筋の収縮は？　55
- 4-2 片麻痺患者の座位バランスが低下する理由は？　57
- 4-3 片麻痺患者はなぜ，非麻痺側へリーチしにくいか？　59
- 4-4 片麻痺患者はなぜ，麻痺側へリーチしにくいか？　61
- 4-5 上肢挙上時になぜ肘関節を屈曲するか？　63

5 距離，速度，加速度の関係　65

- 5-1 加速度と力の関係は？　67
- 5-2 歩行速度を測定するときに注意することは？　69
- 5-3 歩行中の速度は一定か？　71
- 5-4 ステップレングスとケイデンスの関係は？　73

6 床反力　75

- 6-1 物を持ち上げるときの床反力の変化は？　77
- 6-2 椅子から立ち上がるときの床反力の変化は？　79
- 6-3 スクワットでしゃがむときの床反力の変化は？　81
- 6-4 スクワットで立ち上がるときの床反力の変化は？　85
- 6-5 ジャンプ時の初速度を床反力から考えるとどうなるか？　87
- 6-6 着地するときに膝や股関節を屈曲する理由は？　89

7 動作中の関節モーメントの理解　91

- 7-1 作業中の姿勢と筋疲労の関係は？　93
- 7-2 スクワット時の体幹前傾と膝関節伸筋群の関係は？　95
- 7-3 立位における前脛骨筋の活動と支持基底面の関係は？　97
- 7-4 腰掛け座位において足で踏みつけたときに働く筋は？　99
- 7-5 立位バランス練習で外力を加える位置の影響は？　101
- 7-6 立位バランス練習で後方への外力に反応する筋は？　103
- 7-7 膝立ち位でのバランス練習で前方への外力に反応する筋は？　105
- 7-8 中腰が腰部の負荷に与える影響は？　107
- 7-9 回旋を伴うリフト動作時に働く腰部の筋は？　109

8 椅子からの立ち上がり　111

- 8-1　体幹の前傾開始時に働く股関節周囲筋は？　113
- 8-2　立ち上がり時の重心の移動は？　115
- 8-3　体幹前傾と重心移動の関係は？　117
- 8-4　両手を組んで体幹の前方で保持する利点は？　119
- 8-5　浅く腰掛けて両足を手前に引く利点は？　121
- 8-6　立ち上がり時の殿部床反力の前後成分は？　123
- 8-7　重心を前方へ移動する方法は？　125
- 8-8　殿部離床時の足部床反力は？　127
- 8-9　足部が前方にあるときの足部床反力は？　129
- 8-10　殿部離床時の足関節背屈筋群による作用は？　131
- 8-11　殿部離床時の足関節背屈による床反力の変化は？　133
- 8-12　立ち上がり時の床反力垂直成分の変化は？　137
- 8-13　腕の振りが立ち上がりに与える影響は？　139

9 歩行　141

- 9-1　支持基底面が変化しつつ移動する動作は？　143
- 9-2　歩行時の鉛直方向の床反力の変化は？　145
- 9-3　歩行時の前後方向の床反力の変化は？　147
- 9-4　矢状面におけるイニシャルコンタクト時の足関節モーメントは？　149
- 9-5　矢状面におけるローディングレスポンス時の股関節・膝関節の関節モーメントは？　151
- 9-6　ミッドスタンス時の股関節・膝関節の関節モーメントは？　153
- 9-7　矢状面におけるプレスウィング時の股関節・膝関節モーメントは？　155
- 9-8　足関節による膝関節伸展の代償は？　157
- 9-9　歩き始めのCOPはどのように移動するか？　159
- 9-10　歩行速度が床反力の鉛直成分に与える影響は？　161
- 9-11　平行棒内歩行時に平行棒を引く力の作用は？　163
- 9-12　平行棒内歩行時の姿勢から状態を推測できるか？　165
- 9-13　プッシャー症候群の平行棒内での立位姿勢は？　167
- 9-14　T字杖を使用するメリットは？　169
- 9-15　横歩き時の体幹側屈による代償は？　171

10 起き上がり動作　175

- 10-1　徒手抵抗による関節モーメント―単関節筋を選択的に収縮させるには？　177

10-2 起き上がり時に下肢の肢位が上肢の負荷へ与える影響は？　179
10-3 起き上がり時に下肢挙上で働く筋群は？　181
10-4 背臥位で体幹を屈曲したときに大腿四頭筋は活動するか？　183
10-5 背臥位からの起き上がりで両下肢をなぜ降ろして止めるのか？　185

11 車椅子動作　187

11-1 車椅子駆動時の床反力は？　189
11-2 車椅子の安定性と車軸の位置の関係は？　191
11-3 フロントキャスターアップを介助するコツは？　193
11-4 車椅子ウィリー時のバランスをとる方法は？　195
11-5 車椅子ウィリーの仕方と動作の理由は？　197

索引　199

- コラム1　重力加速度　26
- コラム2　最大モーメントは関節角度に依存する　34
- コラム3　床反力と足圧中心点　44
- コラム4　人の運動と床反力　84
- コラム5　なぜ床反力のベクトルは重心の近くを通るのか？　86
- コラム6　床反力の力積　88
- コラム7　筋活動と筋力　104
- コラム8　関節モーメントと関節反力　135
- コラム9　関節モーメントと筋張力　138
- コラム10　偶力（force couple）　144
- コラム11　歩行中の加速度　173

1

姿勢の制御
重心と支持基底面の関係

学習目標

姿勢変化による筋の活動を学ぶ

第1章の前半では力学に詳しくなくても「感覚」で解けるような問題を集めました．まずはクイズ感覚で問題にチャレンジしてください．人間の身体構造は複雑ですから問題と解答に違和感がある方もいるかもしれません．実際は複雑なものでも，単純に捉えることでより理解が深まることがありますので，本書で示すような考え方にも慣れてください．

後半は支持基底面と重心に関する問題になっています．重心線と支持基底面の関係を理解すると，バランスを説明するのに役立ちます．疾患のある人の支持基底面をどのように考えるかは難しい部分もありますが，治療を考えるうえでも大変重要になりますので，理解できるようにしてください．

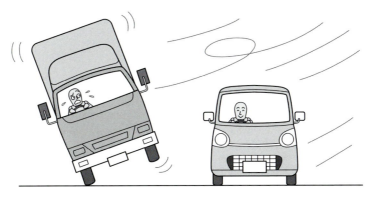

KEY WORDS

筋収縮：筋収縮とは筋肉が神経の興奮によって収縮する現象で，神経からの刺激が筋細胞内の小胞体に伝えられ，小胞体内部のカルシウムイオンが放出されて筋収縮が起こります．筋収縮の形態には，筋の長さが変化しない等尺性収縮，筋の長さが短縮する求心性収縮，筋の長さが伸長する遠心性収縮，筋の発生する張力が一定である等張性収縮，筋の収縮速度が一定となる等速性収縮などがあります．

筋張力：筋張力とは筋線維の張力が総合されて腱や骨に作用する力のことで，「筋の張力－長さ曲線」で示されるように，筋張力は筋の長さに影響を受けます．筋収縮による張力は生来の長さを100%とすると，それより短くても長くても小さくなります．しかし，筋の長さを長くすると静止張力（筋組織や結合組織の弾性に由来する張力で，静止する長さを保つための張力）が発生するので全張力は大きくなります．

重心：重心は質量中心ともいい，物体に働く万有引力が1点に集中して働く作用点となります．力学で考えるときに，重心を使うと大変便利なのです．成人の重心は，骨盤内で仙骨のやや前方にあるといわれていますが，体型や姿勢によっても違いがありますので注意が必要です．問題では身体を上肢，下肢，体幹などに分けて，それぞれの重心を使って考えるとわかりやすいかもしれません．

重心線：重心線とは重心を通る垂直線のことで，接地面に投影することで支持基底面との位置関係がわかりやすくなります．重心線が支持基底面の辺縁を通ると不安定な状態と考えられます．

支持基底面：支持基底面とは「身体を支えるために床と接している部分を結んだ範囲」とされています．支持基底面が広いほど，重心線が支持基底面の中心近くを通るほど，安定していると考えられます．しかし，立位で片方の下肢筋力が極端に弱ければ，弱いほうに重心線が移動したときに，支持基底面内であっても身体を支えきれない場合が考えられます．そのため，「何らかの力に抗して物体を支える範囲」を有効支持基底面ということがあります．支持基底面と有効支持基底面は区別して使われることもありますが，混乱を避けるために本書では支持基底面は有効支持基底面の意味で使用しています．

1 姿勢の制御 重心と支持基底面の関係　　姿勢変化による筋の活動を学ぶ

座位で体幹を前屈させたときに活動する筋は？

1-1

問題　図1のように腰掛け座位で体幹前傾位を保持したときに，収縮している筋は脊柱起立筋でしょうか腹直筋でしょうか．両方という答えはないことにします．

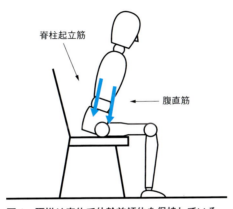

図1　腰掛け座位で体幹前傾位を保持している

選択肢　正しい選択肢を選んでください．

　　A．脊柱起立筋
　　B．腹直筋

HINT　どちらかの筋が収縮していないとこの姿勢は保持できません．体幹は前方に倒れてしまいます．

解答　A. 脊柱起立筋

解説　この場合，腹直筋と答えた人は図2のように体幹を前傾させるには前方へ体幹を動かす力が必要で，前方へ体幹を動かす筋は腹直筋と腸腰筋だからと考えたかもしれません．

しかし，図1や図3では体幹は重力により前方へ傾斜しようとしています．

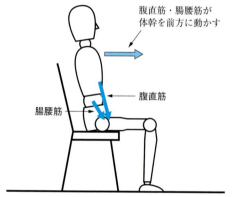

図2　腹直筋・腸腰筋は体幹を前方へ動かすときの力源である

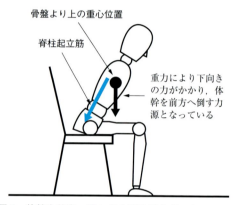

図3　体幹を前方へ動かす力源は重力だった

この前向きの力に対して体幹を後方へ引き，前方に倒れないようにバランスを保っているのは脊柱起立筋です（図3）．腹直筋の活動電位は，体幹を前傾しても変化しませんが，脊柱起立筋は，体幹前傾に伴い，活動が著明となります（図4）．

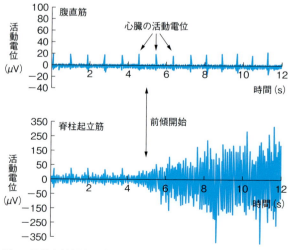

図4　体幹を前傾する際の筋電図

1 姿勢の制御 重心と支持基底面の関係　姿勢変化による筋の活動を学ぶ

座位で体幹を前屈させたときのハムストリングスの活動は？

1-2

問題 腰掛け座位でハムストリングスが収縮するのは，体幹を前方へ傾け保持したときでしょうか，後方へ傾け保持したときでしょうか．

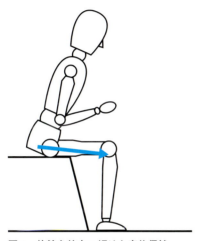

図1　体幹を前方へ傾けた座位保持

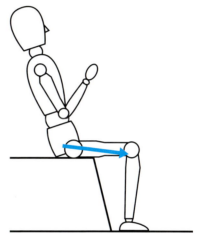

図2　体幹を後方へ傾けた座位保持

選択肢 正しい選択肢を選んでください．
　　A．体幹を前方へ傾け保持したとき
　　B．体幹を後方へ傾け保持したとき

HINT　姿勢を保持するために必要な筋力です．

解答　A．体幹を前方へ傾け保持したとき

解説　体幹を後方へ傾け保持したときと答えた人は，体幹を後方へ傾ける力源としてのハムストリングスを考えたのではないでしょうか（図3）．しかし，この場合は体幹を後方へ傾けて保持するわけですから，腸腰筋などの股関節屈筋群などが収縮し，体幹がこれ以上後方に傾かないための力を発揮します（図4）．

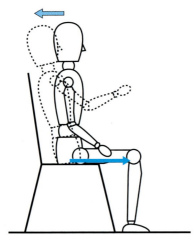
図3　体幹を後方へ傾ける瞬間

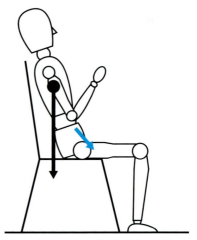
図4　体幹を後方へ傾けた座位の保持

　体幹を前方に傾け，その姿勢を保持する場合は，体幹がこれ以上前方に傾くのを防ぐために，ハムストリングスや大殿筋が収縮します（図5）．
　図6は座位で上肢を前方へリーチした際の大腿二頭筋長頭の筋活動です．重心の前方移動に伴い活動が増加することがわかります．

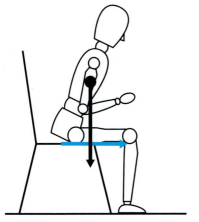
図5　体幹を前方へ傾けた座位の保持

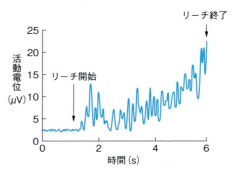
図6　前方リーチの際の大腿二頭筋長頭の活動

1 姿勢の制御 重心と支持基底面の関係　　支持基底面を学ぶ

支持基底面の広さと安定性の関係は？

1-3

問題　運動失調症の患者さんや電車の車掌さんが wide base で歩く原因について考えます．片麻痺患者の方の wide base での歩行にも関連している部分があると思います．

粘土で作ったほぼ同様な人形の場合，両足を肩幅に広げて立った場合（図1）と足幅をそれよりも広げて立った場合（図2）のどちらが側方に安定しているでしょうか．

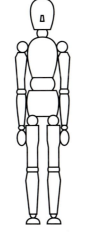　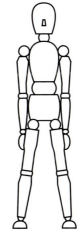

図1　肩幅に足を広げた立位　　図2　肩幅より足を広げた立位

選択肢　正しい選択肢を選んでください．
- A．両足を肩幅に広げて立つ．
- B．両足を肩幅より広げて立つ．

HINT　人形が側方に倒れる角度は人形の重心線と足部の支持基底面との関係で決まります．

解答　B．両足を肩幅より広げて立つ．

解説　重心線と支持基底面が各々どのようになっているかを見てみましょう（**図3, 4**）．支持基底面とは「何らかの力に抗して物体を支える面」のことです．今回の力は重力になります．

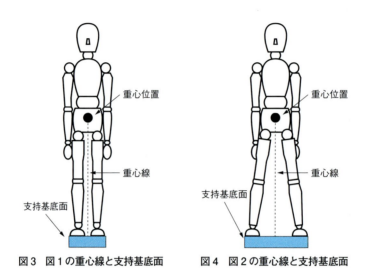

図3　図1の重心線と支持基底面　　図4　図2の重心線と支持基底面

次に，側方に人形が転がる限界位置を確認しましょう．重心線が支持基底面を外れると転がります．

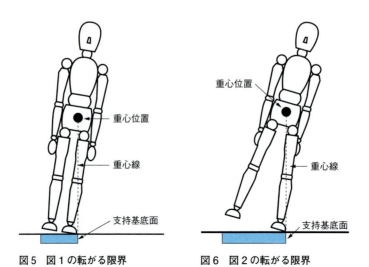

図5　図1の転がる限界　　図6　図2の転がる限界

1 姿勢の制御 重心と支持基底面の関係　支持基底面を学ぶ

座位で足台を用いる理由は？

1-4

問題　病棟のベッドに腰掛けたときのように座面が高い場合には，足台を用いて座位を取らせたほうが患者さんの座位バランスが良くなることがあります．座位バランスが改善する原因は，足が宙に浮いているという恐怖心の軽減でしょうか，支持基底面の拡大でしょうか．

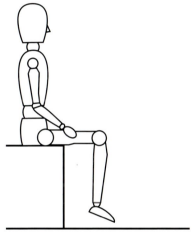
図1　足台がないベッド上端座位

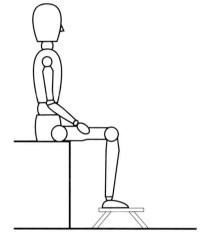
図2　足台を用いたベッド上端座位

選択肢　正しい選択肢を選んでください．
　　A．恐怖心の軽減
　　B．支持基底面の拡大

HINT　ベッドから落ちないで体全体の重心が移動可能な範囲を考えてください．

解答　B．支持基底面の拡大

解説　この問題で恐怖心の軽減と答えた人は高所恐怖症かもしれません．私も高いところから下を見ると緊張します．しかし，この場合の座位バランスの改善は力学的に説明できます．両者の支持基底面を見てください．足台があると支持基底面が大きく広がります．

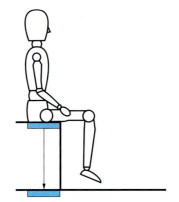

図3　足台がない場合の支持基底面

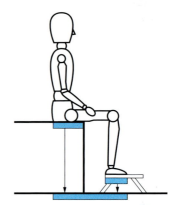

図4　足台を用いた場合の支持基底面

支持基底面に重心線が入っていれば転びません．足台があると前方へのバランスが大きく改善することが予想できます．

同じ角度だけ体幹を前方に傾けてみます．

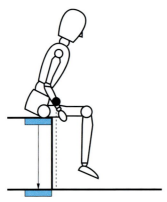

図5　足台がない場合

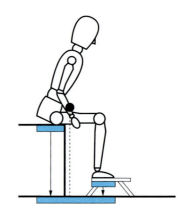

図6　足台を用いた場合

図5では重心線が支持基底面から外れているため前に倒れます．しかし，図6では重心線が支持基底面内にあるため倒れません．

1 姿勢の制御 重心と支持基底面の関係　支持基底面を学ぶ

片麻痺患者の座位における支持基底面は？

1-5

問題　右半身が完全に麻痺している患者さんが腰掛けているときの支持基底面はどのようになっているでしょうか．一番近いと考えられる図を選んでください．図は患者さんを上から見ています．なお，骨盤は左右対称になっていると仮定し（片麻痺患者の方では非対称な場合があります），左上下肢の筋力は十分あると仮定します（片麻痺患者の方では廃用性の筋力低下がみられる場合があります）．高次脳機能障害はありません．ただし麻痺は重度とし，右股関節周囲筋は収縮できないものとします．

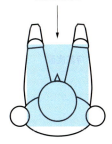

図1　健常人と同じ

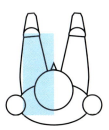

図2　左半分

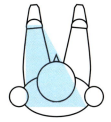

図3　直角三角形に近い形

選択肢　正しい選択肢を選んでください．

A．健常人と同じ（図1）
B．左半分（図2）
C．直角三角形に近い形（図3）

HINT　あくまで力学的に考えましょう．

解答 C．直角三角形に近い形（図3）

解説 片麻痺患者の方を多く担当されてきた方々は，臨床的に考えて図2と答えた人が多かったのではないかと思います．

図4の矢印で示した右側骨盤が支持基底面になる理由を説明します．

図5のように左腰方形筋，腹斜筋群，脊柱起立筋などが左側骨盤を挙上すると，同時に右側骨盤を下制する力が発生します．このとき骨盤は剛体なのでその力は右坐骨に伝わります．したがって，右側骨盤は支持基底面になります．

しかし，右下肢は筋力がありませんので，右下肢には力が伝わりません．支持基底面を考える場合は右股関節離断の方と同様になります（図6）．

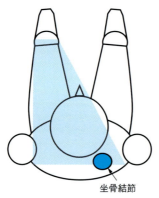

図4 右側骨盤

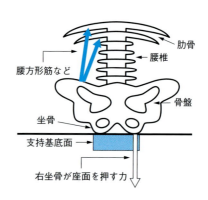

図5 右坐骨は支持基底面になる

実際の片麻痺患者の方では麻痺側の筋力はある程度ありますので図7のような支持基底面だと考えられます．

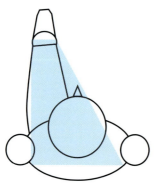

図6 右股関節離断の方の支持基底面

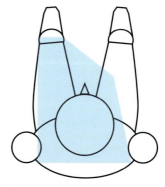

図7 実際の片麻痺患者の方の支持基底面

2

筋力測定と力のモーメント

学習目標

てこの原理と筋力測定を学ぶ

　第2章では力学の基礎問題を集めました．簡単な計算問題もあるので，高校生に戻った気持ちでチャレンジしてみてください．苦手だった物理も案外，面白いと感じられるかもしれません．

　前半は筋力測定方法の基礎と，力のモーメントに関する問題になっています．てこの原理には馴染みがあると思いますので，はじめはてこの原理で説明していますが，その後は力のモーメントで考えるようにしています．問題の解説でも述べていますが，てこの原理は力のモーメントの典型例なので，適応範囲の広い力のモーメントで理解してください．

　後半では力のモーメントを理解するために必要な，ベクトルの分解を説明しています．ベクトルの分解では三角関数を使用しますので，苦手意識を感じる方も多いかもしれませんが，基本的な部分だけですから特に解説をよく読んで理解してください．

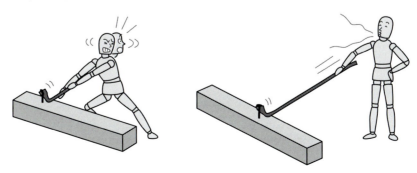

KEY WORDS

定量的筋力測定：正確には筋力とは骨格筋の随意収縮で生じる筋張力だと考えられますが，この筋張力を直接測定することは困難です．そのため，筋収縮によって生じる手足の運動に対する抵抗を調べることで，間接的に筋力を測定しています．この運動に対する抵抗をバネばかりなどの測定機器を使用して，数値などで示す測定を定量的筋力測定といいます．

重力補正：重力補正とは万有引力の値が変化する場合に，それを修正することが一般的かもしれません．例えば，高度が高くなれば地球から離れたぶん，重力は小さくなるので補正量が生じてしまいます．しかし，本書では生体力学の理解に主眼を置いていますので，重力は常に一定と考えて説明しています．本書では，筋収縮による測定値に重力が加わっている場合に，その値を取り除くことを重力補正としています．

ニュートン：ニュートンとは力の単位で，1 N（ニュートン）は 1 kg の質量をもつ物体に $1 m/s^2$ の加速度を生じさせる力と定義されています．イメージしやすいように考えれば，1 kg の重りを落下させた直ぐ後に受け止めるときに感じる力を想像してください．

てこの原理：てこの原理とは硬い直線状の物と支点を利用して，重い物を小さい力で動かしたり，小さな運動を大きな運動に変えたりすることです．支点と作用点との距離が短くて，力点までの距離が長ければ，小さな力で重い物を動かせます．

モーメント：モーメントとは，ある点を中心として運動を起こす能力の大きさを表す物理量で，正確には定点から任意の点までの位置ベクトルと，その点におけるベクトル量との外積になります．ある決まった軸を中心として回転を生じさせるような力が「力のモーメント」でトルクとも呼ばれます．本書で扱うモーメントは全て力のモーメントなので，モーメントという言葉が出てきたら力のモーメントだと考えてください．

MMT：MMT（Manual Muscle Testing）とは徒手筋力検査法のことで，Daniels らによって開発された，人体の主要な筋肉の筋力を徒手によって判定する検査法です．

PNF：PNF（Proprioceptive Neuromuscular Facilitation）とは固有感覚受容性神経筋促通手技のことで，Kabat らによって開発された，主にリハビリテーションで用いられる治療手技の一つです．

ベクトル：ベクトルとは，大きさと向きを兼ね備えた量のことをいいます．本書で扱うベクトルもこのことを意味しており，速度，加速度，力などはベクトルということになります．

2 筋力測定と力のモーメント　　てこの原理と筋力測定を学ぶ

重力の影響は？

2-1

▶ 国試関連問題　44 回 PT 午後 37，50 回 PT 午後 19

問題　定量的筋力測定（手持ち式筋力計，バネばかりなどを用いた筋力測定）を行うとき，四肢の重さが測定値に影響を与えます．この四肢の重さを除去した筋力を計測するために四肢の重さを補正します．

重力補正に関連する問題です．前腕と手の重さによる力を肘関節 90°屈曲位，前腕は水平な位置にて測定しました．肘関節の屈曲・伸展筋群はリラックスさせて収縮していません．肘関節の運動軸から 0.2 m の所で測定したら，10 N（ニュートン）でした（図 1）．0.1 m の所で測定したら，何 N になるでしょうか（図 2）．なお，N は力の単位になります．

なお，本書では重力補正後の筋力を「真の筋力」ということにします．

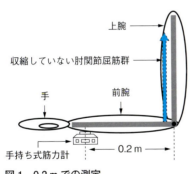

図 1　0.2 m での測定

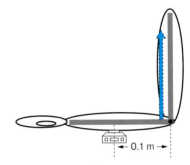

図 2　0.1 m での測定

選択肢　正しい選択肢を選んでください．

　A．5 N（ニュートン）
　B．20 N（ニュートン）

HINT　なし．

解答　B．20 N（ニュートン）

解説　てこの原理が関係していると考えた人は正解です．てこは硬い棒状のもので重いものを小さい力で動かすことができ，支点，力点，作用点の位置関係により三種類に分類されます．図1に支点，力点，作用点を追加したのが図3で，同様に図2に支点，力点，作用点を追加したのが図4です．重心とは，物体の各部にはたらく重力を1つにまとめた点で，今回の問題では前腕と手を合計した重心の位置が作用点になります．図3に示したてこが第2のてこで，図4に示したのが第3のてこになります．ちなみに，支点が中央に位置するのが第1のてこで，釘抜きやラジオペンチなどに仕組みが応用されています．

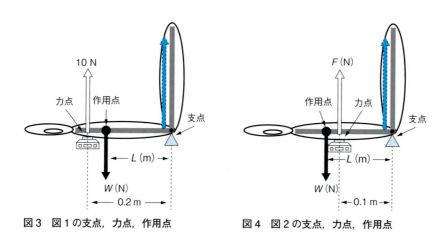

図3　図1の支点，力点，作用点　　　図4　図2の支点，力点，作用点

てこの原理は
作用点と支点の距離×作用点での重さ（力）＝力点と支点の距離×力点での重さ（力）
です．
図3では
$$L(\text{m}) \times W(\text{N}) = 0.2\,\text{m} \times 10\,\text{N}$$
となります．図4では
$$L(\text{m}) \times W(\text{N}) = 0.1\,\text{m} \times F(\text{N})$$
となります．両方の左辺は $L(\text{m}) \times W(\text{N})$ と同じですから，
$$0.2\,\text{m} \times 10\,\text{N} = 0.1\,\text{m} \times F(\text{N})$$
となります．したがって $F = 20\,\text{N}$ となります．

2 筋力測定と力のモーメント　　てこの原理と筋力測定を学ぶ

てこの原理で考える筋力測定は？　　2–2

▶国試関連問題　47回PT 午後3

問題　肘関節屈筋の等尺性筋力を手持ち式筋力計で測定しました．肘関節の運動軸から0.2 mの所で測定したら100 Nでした．同じ筋力を発揮したとすれば，肘関節の運動軸から0.1 mの所で測定したら何Nの値が測定されるでしょうか．
なお，測定値は重力補正されているものとします．

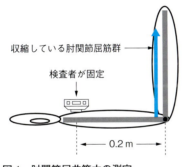

図1　肘関節屈曲筋力の測定

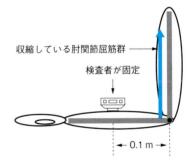

図2　肘関節屈曲筋力の測定

選択肢　正しい選択肢を選んでください．

A．200 N
B．50 N
C．180 N

HINT　問題2-1と同じように，てこの原理にあてはめて考えてみてください．

解答　A．200 N

 解説　問題 2-1 の考え方とほぼ同じです．筋力計の測定位置を変えても，肘の屈筋群が発揮できる筋張力は変わりません．作用点の力の向きが逆になり，力点が上腕の屈筋群になっただけです．図 1 に支点，力点（上腕の屈筋群の付着部），作用点を追加したのが図 3 で，同様に図 2 に支点，力点（上腕の屈筋群の付着部），作用点を追加したのが図 4 です．

　てこの原理と同じような考え方に，力のモーメント（回転させる力）があります．力のモーメントとは，物体を回転させようとする作用のことです．今回の場合は肘関節が回転の中心で，肘の屈筋群が屈曲方向に，筋力測定の抵抗が伸展方向に回転させようと作用し，お互いが釣り合っていることになります．モーメントは距離×力で，てこの原理と同じように考えることができます．実は，てこの原理は力のモーメントの典型例なのです．

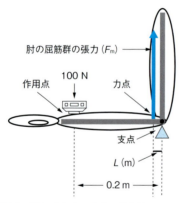 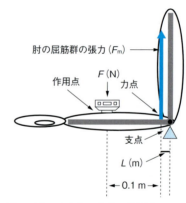

図3　図1の支点，力点，作用点　　図4　図2の支点，力点，作用点

　てこの原理は，
作用点と支点の距離×作用点での重さ（力）＝力点と支点の距離×力点での重さ（力）
でした．
図3では
$$L(\mathrm{m}) \times F_\mathrm{m}(\mathrm{N}) = 0.2\,\mathrm{m} \times 100\,\mathrm{N}$$
となります．図4では
$$L(\mathrm{m}) \times F_\mathrm{m}(\mathrm{N}) = 0.1\,\mathrm{m} \times F(\mathrm{N})$$
となります．両方の左辺は $L(\mathrm{m}) \times F_\mathrm{m}(\mathrm{N})$ と同じですから，
$$0.2\,\mathrm{m} \times 100\,\mathrm{N} = 0.1\,\mathrm{m} \times F(\mathrm{N})$$
となります．したがって $F = 200\,\mathrm{N}$ となります．

2 筋力測定と力のモーメント　力のモーメントを学ぶ

力のモーメントの計算は？

2-3

▶ 国試関連問題　48回共通午前69

問題　図1のような丸い棒で壁に固定された板があります．板は丸い棒を中心に自由に回転します．この板が丸い棒を中心に回転するときの摩擦は0，質量も0と仮定します．

図2のように板の左に回転中心から0.2 mの所へ100 Nの重りを置くと，板を回転させようとする力が働きます．その力を回転中心から下に0.2 mの所で，手持ち式筋力計にて測定しました．値はいくらになるでしょうか．

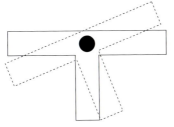 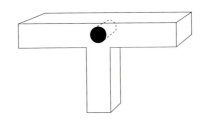

図1　丸い棒で壁に固定された板

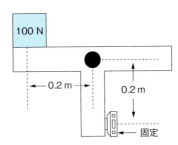

図2　回転力の測定

選択肢　正しい選択肢を選んでください．

A．100×0.2 N
B．100 N
C．$100 \div 0.2$ N

HINT　回転する力は板のどの部分も同じです．

解答 B. 100 N

解説 これまでの問題と同様に，てこの原理にあてはめると，回転中心が支点で，重りが作用点，測定部分が力点と考えた人もいるかもしれませんが，今回の問題では支点，力点，作用点が直線上になく，てこの種類もわかりません．そのため，モーメント（回転させる力）の釣り合いで考えます．

図3で，100 Nの重りによる丸い棒を中心とした力のモーメントは反時計回りで，0.2 m×100 N＝20 Nm となります．Nm：ニュートンメートル

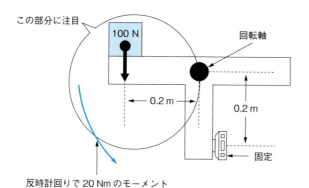

図3 重りのモーメント（回転力）

一方，この板の丸い棒を中心とした反時計回りの回転力は手持ち式筋力計で止められていますので，図4のように，時計回りで同じ大きさ（20 Nm）の回転力が生じていることになります．モーメントは距離×力ですので，0.2 m×手持ち式筋力計で測定された値（N）＝20 Nm となり，手持ち式筋力計で測定された値は 20 Nm÷0.2 m＝100 N となります．

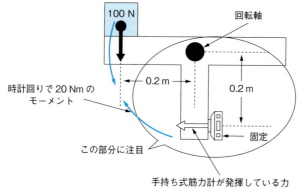

図4 手持ち式筋力計が発揮している力

2 筋力測定と力のモーメント　　筋力測定の力学を学ぶ

膝関節伸展筋力の測定の方法は？

2-4

問題　膝関節伸展筋力を手持ち式筋力計で測定するときに通常用いられる肢位は，座位で膝関節屈曲 90°です．この場合，真の筋力を測定するために，重力補正は必要でしょうか．

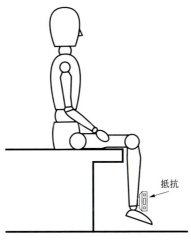

図1　座位での膝関節伸展筋力の測定

選択肢　正しい選択肢を選んでください．
　　A．重力補正が必要である．
　　B．重力補正は必要ない．

HINT　重力はどの方向に作用するでしょうか．膝関節伸展筋力はどの方向に作用するでしょうか．

解答　B．重力補正は必要ない．

解説　図2を見てください．膝関節伸展位で，膝関節伸展筋力を測定する場合です（実際には膝関節を損傷させる可能性があるので，この方法では行いません）．手持ち式筋力計を下の方向へ押し付け，何Nまで患者さんが保持できるかを測定しています．

この場合は下腿と足部を重力に抗して持ち上げているため，測定値に図3のようにして測定した値を加えると真の筋力になります．

しかし，図4のように，膝関節90°屈曲位での膝関節伸展筋力の測定では，下腿と足部に作用する重力は膝関節の運動軸の近くを通るため，膝関節のモーメントに影響しません．そのため，重力補正の必要がありません．

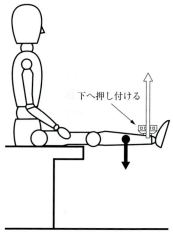

図2　膝関節伸展位での膝関節伸展筋力の測定

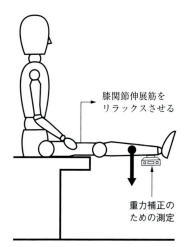

図3　重力補正のための測定

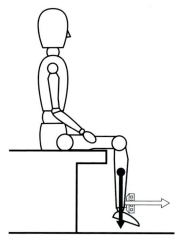

図4　膝関節90°屈曲位での膝関節伸展筋力の測定

2 筋力測定と力のモーメント

筋力測定の力学を学ぶ

切断患者の筋力測定で注意することは？

2-5

問題 下腿切断の方の筋力測定について考えます．同じ左切断の方の健側（図1）と切断側（図2）の膝関節伸展筋力を測定しました．測定部位は健側では膝関節の運動軸（本当の運動軸は関節運動に伴って移動し，複雑ですが，通常は外側上顆で代用します）から 0.3 m の部位で，切断側は 0.15 m の部位です．測定値は両側とも 200 N でした．切断側に筋力低下はみられますか．

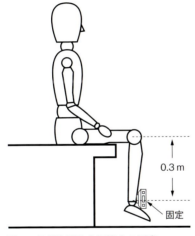

図1 健側膝関節伸展筋力の測定

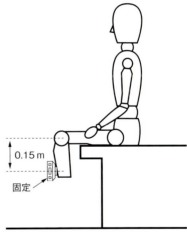

図2 切断側膝関節伸展筋力の測定

選択肢 正しい選択肢を選んでください．
　A．同じ筋力であり，筋力低下はない．
　B．切断側は健側の2倍の筋力があり，筋力低下はない．
　C．切断側は健側の半分の筋力であり，筋力低下がある．

HINT モーメント＝距離×力です．

解答 C．切断側は健側の半分の筋力であり，筋力低下がある．

解説 単関節運動の筋力の計測では，MMTも含め，モーメントで筋力を測定しているという意識をもってください．

測定値は健側も切断側も200 Nでした．しかし，モーメント＝距離×力ですので，発揮したモーメントは異なります．

健側のモーメント
　　　0.3 m×200 N＝60 Nm

切断側のモーメント
　　　0.15 m×200 N＝30 Nm

したがって，MMTなどの筋力測定では抵抗部位をいつも一定にする必要があります．切断患者の方では，回転軸からの距離を同じにするために，健側の筋力測定では切断側と同じ部位に抵抗をかけます．

MEMO 握力測定で気をつけること

握力測定は単関節運動ではなく多関節運動で，全体としては複雑な運動です．
同じ患者さんの握力測定では，握る幅をいつも一定にしておく必要があります．これは測定時の筋の長さと力の方向を一定にするためです．

2 筋力測定と力のモーメント　　筋力測定の力学を学ぶ

力の弱い人が行う筋力測定の方法は？

2–6

▶国試関連問題　48回 PT 午前 4

問題　肩関節の屈曲，外転，伸展の MMT では通常は肘関節近位部に抵抗をかけます．また，股関節外転，内転，伸展の MMT では通常は膝関節近位部に抵抗をかけます．しかし，女性や，筋力が低下してきている壮年の理学療法士は筋力が強い患者さんに負けてしまいます．そうでなくてもスポーツ選手の MMT では，抵抗をかけるのが大変です．このような場合にセラピスト側の筋力からだけ考えると，患者さんの力に勝つためには抵抗部位をどこにすればよいでしょうか．

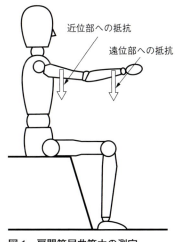

図1　肩関節屈曲筋力の測定

選択肢　正しい選択肢を選んでください．
　A．肘関節や膝関節より遠位に抵抗を与える．
　B．肘関節や膝関節より近位に抵抗を与える．

HINT　この問題ではセラピストの筋力のことだけを考え，例えば図1の測定で，患者さんの肘関節に問題がある場合はどうするかなどと考える必要はありません．しかし，臨床では当然考えて行ってください．

解答 A．肘関節や膝関節より遠位に抵抗を与える．

解説 PNFでは抵抗を遠位部の手や足部に与えますが，これはセラピストの省エネに役立っています．MMTの標準の行い方は多くの患者さんに適用可能な方法を採用しているのだと思います．関節リウマチの患者さんに遠位部に抵抗を与えるのは禁忌です．

力が強い患者さんの筋力測定では①抵抗部位のモーメントアームを長くし，②自分の体重を使い，③筋の長さが短くなっている肢位で，行うのがコツです．

図2のように通常の抵抗部位と遠位部でのセラピストが発揮するモーメントを考えてみましょう．セラピストはどちらも F (N) の力を出しています．

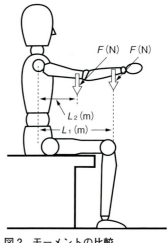

図2 モーメントの比較

モーメント＝距離×力です．手関節部の抵抗のモーメントアーム (L_1) は肘関節部の抵抗モーメントアーム (L_2) の約2倍です．手関節部に抵抗をかけると約2倍のモーメントを患者さんに与えることができます．

コラム1 重力加速度

加速度 (a) は力 (F) に比例し，物体の質量 (m) に反比例するので，$F=ma$ の関係式が成り立ちます（**問題5-1参照**）．ここで，重力加速度について説明します．重力加速度とは，重力により生じる加速度のことです．地球上では，重さが異なる物体でも（空気抵抗がなければ）同じ速度で落下することが知られています．速度が同じということは，速度の変化率である加速度も同じということになります．この加速度は地球上では概ね $9.8\ m/s^2$ になることが知られています．これが重力加速度です．重力加速度は，重力 gravity の頭文字の g で表されます．重力加速度がわかると重力 W (N) を知ることができます．質量 m (kg) の物体に g (m/s^2) の加速度を生じさせる力（重力）は，$W=mg=9.8\ m$ (N) になります．

2 筋力測定と力のモーメント　　三角関数と力の分解を学ぶ

三角関数で何がわかる？　　2-7

問題　国家試験や学内での運動学・臨床運動学の問題で関節の角度や体幹の前傾角度の問題が出るときの角度は30°，45°，60°が多く使われます．なぜでしょうか．

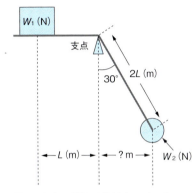

図1　左右の重りは釣り合っている

選択肢　正しい選択肢を選んでください．
　A．正弦（sin）と余弦（cos）を用いて距離などを簡単に計算できるため．
　B．出題者が問題の図を作るとき，図を描きやすいため．

HINT　計算に関係します．

A．正弦（sin）と余弦（cos）を用いて距離などを簡単に計算できるため．

解説 直角三角形の角度と辺の長さの関係の問題で，回答者全員が覚えているだろうと出題者が考える角度が，30°，45°，60°です．

直角三角形の辺の長さの関係に三角比があります．三角比とは「直角三角形における三辺の長さの比」のことです．三角比の公式に三平方の定理があります．直角に対する辺（斜辺）をaとして，それ以外の辺をb，cとおくと$b^2+c^2=a^2$が成り立つというものです．これは三辺の長さの比が角度によって決まることを意味していて，その典型的な値が30°，45°，60°となります．三角比の概念は0°から180°までしか対応していませんが，角度の制約をなくしたものが三角関数になります．三角関数には正弦（sin）と余弦（cos），正接（tan）があり，その値と辺の関係は以下のようになります．

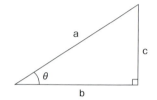

$$\sin\theta = c/a$$
$$\cos\theta = b/a$$
$$\tan\theta = c/b$$

ここでθが30°の場合は3辺の比がa：b：c＝2：√3：1となり
$$\sin 30° = 1/2 \quad \cos 30° = \sqrt{3}/2 \quad \tan 30° = 1/\sqrt{3}$$
となります．θが60°の場合は3辺の比がa：b：c＝2：1：√3となり
$$\sin 60° = \sqrt{3}/2 \quad \cos 60° = 1/2 \quad \tan 60° = \sqrt{3}$$
となります．θが45°の場合は3辺の比がa：b：c＝√2：1：1となり
$$\sin 45° = 1/\sqrt{2} \quad \cos 45° = 1/\sqrt{2} \quad \tan 45° = 1$$
となります．

分母と分子の関係を暗記するのに，以下のように覚えると忘れないかもしれません．

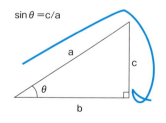 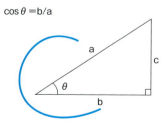 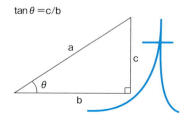

2 筋力測定と力のモーメント　　三角関数と力の分解を学ぶ

斜めの力はどうやって考える？

2-8

▶国試関連問題　36回PT専門36, 46回PT午前4

問題　これまで人の体重に関する分析では，垂直方向についてだけ考えてきました．しかし，実際には水平方向や斜めの方向についても分析する必要があります．

力のベクトルを使うと力の分解や合成が行え，便利です．ベクトルとは「空間における大きさと向きをもった量」のことです．

力の分解はティルトテーブルでの体重負荷が典型的な例です．**図1**のように，ティルトテーブルを30°に起こし，人とティルトテーブルの間の摩擦がない場合，足底にかかる力は体重の何パーセントでしょうか．

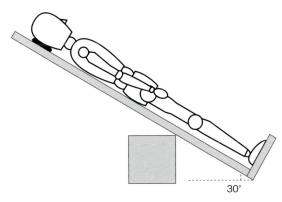

図1　30°起こしたティルトテーブル

選択肢　正しい選択肢を選んでください．

　A．30%
　B．50%

HINT　重力をティルトテーブルに平行な力と，垂直な力に分解します．

解答 B．50%

解説

まず，人の体全体を剛体と考えます．剛体とは「変形しない大きさのある物体」のことです．人間には関節があり軟部組織もありますから，正確な重心位置を考えるのは困難です．そこで，人間の身体を剛体として考えると，力学的に理解しやすくなります．剛体の場合，作用する力は全体の重心位置で考えることができます．図2で重力による力は，ティルトテーブルに垂直な力と平行な力に分解できます．前者は背中をティルトテーブルに押しつける力であり，後者が足底にかかる力になります．矢印はベクトルですから長さが力の大きさを表し，重力の矢印の長さは体重を表しています．

ここで，前の問題の三角関数を使います．重力のベクトルが斜辺，底辺が背中を押しつける力のベクトル，底辺と垂直な辺を足底へのベクトルと考えます．斜辺と底辺のなす角度が30°ですので，3辺の比は $2:\sqrt{3}:1$ となり，重力のベクトルと足底へのベクトルの比が2:1となりますので体重の50%となります．三角関数で考えれば「体重のベクトル×sin 30°」つまり「重力のベクトル×1/2」となり体重の50%となります．

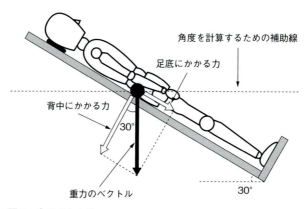

図2　力のベクトル

2 筋力測定と力のモーメント　　三角関数と力の分解を学ぶ

筋力測定器が行う重力補正の方法は？　　2-9

▶ 国試関連問題　49 回 PT 午前 20

問題　大型の筋力測定器では重力補正をどのようにして行っているかを理解するための問題です．図1は大型の筋力測定器で膝関節伸展筋力・屈曲筋力測定のための重力補正を行っている図です．膝関節伸展 0° で膝関節伸筋群を弛緩させ，そのときのパッドが受ける力を測定しています．この位置で力センサーが受ける力を測定しておけば，この後に膝関節 0〜90° のどの角度で測定した筋力でも重力補正を自動的に行います．例えば膝関節伸展 0° で膝関節伸筋群を弛緩させたときの力センサーが受ける力が 30 N で，膝関節屈曲 60° で測定した膝関節伸筋群の筋力の測定値が 100 N（重力補正前）だったとします．コンピュータは膝関節屈曲 60° で，どのような計算をしているでしょうか．なお，軸心と力センサーの距離は重力補正を行うときと筋力測定時で変更しないこととします．

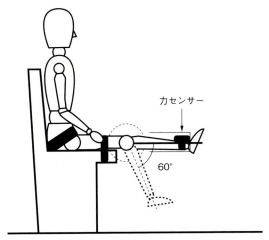

図1　膝関節伸展筋力の重力補正

選択肢　正しい選択肢を選んでください．
- A．$100\,\text{N} + 30\,\text{N} \times \cos 60° = 115\,\text{N}$
- B．$100\,\text{N} + 30\,\text{N} = 130\,\text{N}$

HINT　座位で 90° 屈曲位での膝関節伸展筋力の測定では重力補正は必要ありません．

A. $100\,\text{N} + 30\,\text{N} \times \cos 60° = 115\,\text{N}$

解説 膝関節伸展0°で，膝関節伸筋群を弛緩した際に計測される力は，下腿と足部へ作用する重力が膝関節を屈曲させる力です（**問題2-1**参照）．モーメントは距離×力と述べましたが，ここでは膝関節を屈曲させるモーメントを生じさせるのは，下腿に垂直な力と考えます．重力補正を行う際は，この下腿に垂直な力だけを考えればよいのです．膝関節60°屈曲位で，下腿に垂直に作用する力は**図2**に示すようになります．前回の問題と同様に下腿に垂直な力を求めると，$30\,\text{N} \times \cos 60° = 15\,\text{N}$ となります．対象者は，この力に抗して100 Nの力で膝関節を伸展したことになりますので，実際に発揮した膝関節伸展筋力は $100\,\text{N} + 15\,\text{N} = 115\,\text{N}$ になります．

　重力補正をする方法はもう一つあります．先ほどは下腿に垂直な力が，膝関節を屈曲させると考えましたが，今度は，力はそのままと考えます．その代わりモーメントアームを力のベクトルと運動軸の（垂直な）距離とします．運動軸から力センサーまでの距離をaとすると，膝関節60°屈曲位における運動軸と力センサーの距離は**図3**のように，$a \times \cos 60° = 0.5a$ となります．したがって，実際に発揮した膝関節伸展モーメントは $a \times 100 + 0.5a \times 30 = 115a$（Nm）となり，力センサーで計測される力は115 Nになります．

　どちらで考えても答えは同じです．その時々で理解しやすいほうを選択できるようになるのが理想的です．

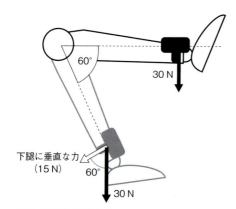

図2　下腿に垂直な力

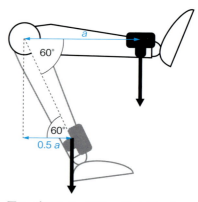

図3　力センサーのモーメントアーム

2 筋力測定と力のモーメント　　三角関数と力の分解を学ぶ

力学以外に考えなければいけないことは？　　2-10

問題　図1では座位にて，膝関節伸展60°で保持しています．この人の膝伸展筋力は膝関節伸展60°で保持することができる筋力の2倍の筋力があります．この人は膝関節伸展0°まで膝関節を伸展できるでしょうか．

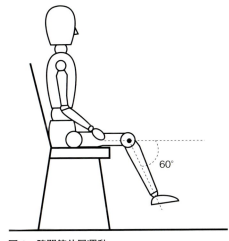

図1　膝関節伸展運動

選択肢　正しい選択肢を選んでください．
- A．膝関節伸展0°まで膝関節を伸展できる．
- B．膝関節伸展0°まで膝関節を伸展できない．

HINT　人の動作を分析するときは，力学的にだけ考えてもうまくいかない場合があります．筋の長さ-張力曲線を考えてください．

解答 B．膝関節伸展 0°まで膝関節を伸展できない．

解説 まずは力学的に分析してみましょう．

前回の問題で考えたように，モーメントアーム長の変化で考えます．図2を見てください．足部と下腿の膝関節を中心とするモーメントのモーメントアーム長は伸展 0°のときは屈曲 60°の倍の長さです．伸展 0°を保持するために必要な筋力は力学的には膝関節屈曲 60°の倍の力になります．よって力学的には伸展できることになります．

しかし，長さ-張力曲線から考えて，筋は長さによって最大張力が異なります．膝関節伸展 0°の場合，膝伸展の主動作筋である大腿四頭筋は，短縮位で収縮する必要があるので，生理学的に張力を発揮するには不利なのです．臨床においては力学以外に考えるべき要因が多くあることを忘れないでください．

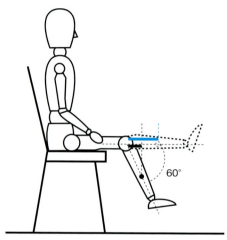

図2 膝関節伸展運動

コラム2 最大モーメントは関節角度に依存する

関節が発揮できる最大モーメントを考えるときには，筋長の変化により最大張力が変化すること（長さ-張力曲線）と，関節角度に伴う筋のモーメントアームの変化を考慮する必要があります．報告により，バラツキがありますが，膝関節伸展筋群のモーメントアームは 20〜60°で大きくなることが報告されています[1]．また，膝関節伸展モーメントは 60〜80°で最大となると報告されています[2]．最大モーメントを発揮する関節角度は，各関節によって異なっています．

1) Wilson NA, et al：Dynamic in vivo 3-dimensional moment arms of the individual quadriceps components. J Biomech 42：1891-1897, 2009
2) Kubo K, et al：Effects of series elasticity on the human knee extension torque-angle relationship in vivo. Res Q Exerc Sport 77：408-416, 2006

3

重心動揺と床反力

学習目標

重心を学ぶ

　第3章では床反力の基礎と，臨床でも使用される重心動揺計についての問題を集めました．床反力は力学を理解するうえで大変重要ですので，床反力の考え方に慣れてください．

　人にかかる力を考えようとした場合，外から見ていても身体重心の位置や動きはわかりません．しかし，人が床に加える力は測定機器を使用することで正確に計ることができます．また，測定された力と同じ力を人が床から受けていると考えれば，人にかかる力を考えることができます．そのために床反力という考え方を使うのです．床反力は力を加えた方向の逆向きになりますから，はじめは混乱するかもしれませんが，この問題集を最後まで解いたときには理解できるようになっていると思います．

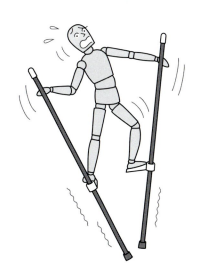

KEY WORDS

床反力：本文でも説明していますが，床反力とは人が床から受けている力のことです．作用・反作用の法則は運動の第3法則ともいわれます．運動の第1法則は，動き続けている物体に力を加えなければ，そのまま動き続けるという慣性の法則で，運動の第2法則は，物体に働く力は質量に加速度を乗じた値と等しいとする，運動方程式が成り立つというものです．

COP：COP(center of pressure)とは足圧中心のことで，人が床に加えた力の中心点です．作用・反作用の法則から床反力は，その力の中心点から反対向きに同じ大きさで作用することになります．つまり，COPは床反力の作用点ということになります．COPは足圧中心ですから，片方の足の力を抜けば反対側へ，足関節を背屈するように力を入れれば後方へ，それぞれ任意に移動させることができます．

COG：COG (center of gravity)とは身体重心のことで，重心や重心線と同じ意味で使用されることが多いようです．また，重心は質量中心ともいいますのでCOM (center of mass)と表現されることもあります．静止しているときはCOPとCOGは水平面で一致している，または鉛直線上にあって釣り合っているのですが，動作の開始時にはCOPとCOGの位置がずれています．つまり，COPとCOGの位置をずらすことによって釣り合いを崩し，身体に作用する力を生じさせて動作を開始していると考えられます．動作開始初期には重心の移動は少ないので，COGはほぼそのままでCOPを移動させています．

重心動揺計：重心動揺計は直立姿勢時における足底圧の垂直作用力を検出して，足圧中心の動揺を記録する足圧検出装置のことです．足圧中心の計算方法や重心動揺の軌跡長については，問3-5を参照してください．重心動揺計の評価項目では，総軌跡長や重心動揺面積が代表的で，総軌跡長が長く重心動揺面積が広いほどバランスが悪いと考えられます．しかし，測定結果の解釈には注意が必要です．別々の人の結果を比較する場合は，総軌跡長や重心動揺面積の測定結果が大きいからといって，バランスが悪いとはいえないこともあります．

運動失調症：運動失調症とは運動麻痺がないにもかかわらず，運動の調節がうまくできず，姿勢を保持したり，身体の平衡を維持したり，動作を円滑に行ったりできない状態をいいます．運動失調には，深部感覚の障害による脊髄性運動失調症，平衡障害が特徴の迷路性運動失調症，前頭葉などの障害による大脳性運動失調，小脳の障害による小脳性運動失調があります．

3 重心動揺と床反力　　重心を学ぶ

床反力とは？　　3-1

問題　地球上では，重力により，すべてのものに下向きの力が生じています．人の身体においても，重力は頭部，体幹，前腕，上腕，など身体の各部位に作用します．しかし，重力をそのように分けて考えることは難しいので，身体全体の運動を考える際は，身体重心一点に重力が作用しているとみなします．このように考えると，人の運動と重力，そして床反力を理解しやすくなります．

ここでは床反力とは何か考えてみましょう．床反力とは，人が床から受けている力のことです．では，静止立位において，床反力の向きと大きさはどのようになるでしょうか？

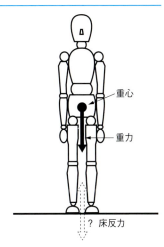

図1　人に作用する床反力は？

選択肢　正しい選択肢を選んでください．

向きについて
- A．上向き
- B．下向き

大きさについて
- A．人に作用する重力より大きい
- B．人に作用する重力より小さい
- C．人に作用する重力と同じ

HINT　力の釣り合いを考えてください．

解答　向きについて　　A．上向き
　　　　大きさについて　C．人に作用する重力と同じ

解説　静止立位における床反力は，重力と反対向きの方向で，大きさは重力と同じです．また，両者は同一直線上にあります．両者が釣り合っているため，人は静止していることができます．人が床の上に立っているときは，重力によって足底が床に押し付けられており，これは荷重感覚として知覚することができます．足底が床に押し付けられることによって，逆に足底には重力とは向きが反対（上向き）で重力と同じ大きさの力が働きます．これが床から人に作用する力です．人が床に与えた力（作用）の反対の力（反作用）なので床反力と呼ばれます．このような力の関係のことを一般的には，作用と反作用と呼びます．

　もし床反力がない場合は，床から人が支えられないことを意味し（足底が空中に浮いている），人は落下してしまいます．

　静止立位における床反力の大きさは質量（体重）×9.8（重力加速度）になります．体重が60 kgの場合は588 Nになります．Nは力の単位です．重力加速度については**コラム1**（p26）を参照してください．

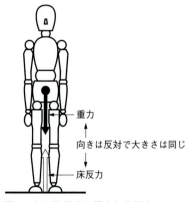

図2　人に作用する重力と床反力

MEMO 静止立位時の力の釣り合い

　問題5-1で学習する運動方程式を使うと，床反力を理解しやすくなります．体重をm (kg)，人の重心の加速度をa (m/s^2)，重力加速度を9.8 (m/s^2)，床反力をFRF (N) とすると，静止立位時の力の釣り合いは以下のようになります．

$$FRF - 9.8m = ma = 0$$
（上向きが正）

　したがって，床反力と重力が釣り合うため，静止姿勢を保持できることがわかります．

3 重心動揺と床反力　　重心を学ぶ

重心の位置を計算する方法は？

3-2

▶国試関連問題　42回PT専門5, 44回PT専門9, 47回共通午後73

問題　これまでの問題で重心に関する問題がいくつかありましたが，実際に重心位置を求める方法について考えます．

図1を見てください．2つの体重計の上に板があり，その上に人が立っています．この人の前後の重心位置を体重計を使って求めます．板の重さはないことにします．

板の長さは1mです．後の体重計の値は20 kg，前の体重計の値は30 kgでした．重心線の位置は左から何メートルの所にあるでしょうか．

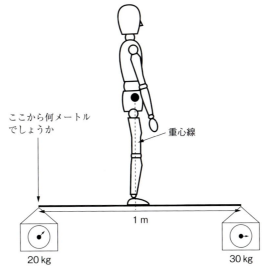

図1　重心位置の測定

選択肢　正しい選択肢を選んでください．
- A．0.4 m
- B．0.6 m

HINT　モーメントの釣り合いで考えてください．

解答 B．0.6 m

解説

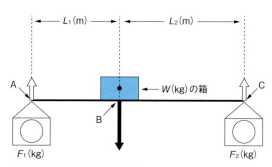

図2 重心線の位置の求め方

人を W (kg) の箱と考えます．重心線の位置の求め方ですが，図2のB点からの力はA点からの力とC点からの力と釣り合っています．重力加速度を g とすると，板に作用する力は，以下の3つです．

箱から受ける力（B点）Wg (N)
後方の体重計が支える力（A点）$20g$ (N)
前方の体重計が支える力（C点）$30g$ (N)

ここで，板に作用するB点まわりのモーメントも釣り合っていることになり，以下の式がなりたちます．

$$L_1 (\mathrm{m}) \times F_1 g (\mathrm{N}) = L_2 (\mathrm{m}) \times F_2 g (\mathrm{N})$$

ここで，$F_1 = 20g$　$F_2 = 30g$　$L_2 = 1 - L_1$ ですので，上の式に代入します．

$L_1 \times 20g = (1 - L_1) \times 30g$
$L_1 \times 20 = 30 - L_1 \times 30$
$L_1 \times 20 + L_1 \times 30 = 30$
$50 L_1 = 30$
$L_1 = 0.6 (\mathrm{m})$

となり，正解は 0.6 m となります．

これ以外に，A点やC点を回転の中心としたモーメントで計算しても行えます．むしろ，A点を中心としたモーメントのほうで計算した人が多かったかもしれません．

計算はてこの原理と同じですが，支点がないので，てこの原理とは異なります．

3 重心動揺と床反力　重心を学ぶ

支持基底面の広さと床反力の関係は？

3-3

問題　人は，床反力を利用して重心の移動を制御しています．**問題1-3**で考えたとおり，支持基底面が広いほど安定性は増します．今度は，支持基底面の広さと床反力の関係を考えてみましょう．

図1のように静止立位で，左側から左肩周囲に右方向の外力が加わった場合を考えます．支持基底面が広い場合（**図1a**）と，狭い場合（**図1b**），外力に抵抗するための床反力を発生させやすいのはどちらでしょうか？　今回は，外力があっても重心は動かないものとして考えてください．

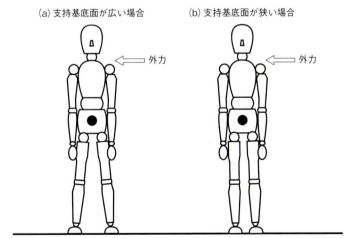

図1　支持基底面と床反力の関係は？

選択肢　正しい選択肢を選んでください．
　　A．支持基底面が広い場合
　　B．支持基底面が狭い場合

HINT　なし．

A．支持基底面が広い場合

解説　図2のように，左肩周囲に右方向への外力を受けた場合，この外力に抗するためには，向きが反対で大きさが等しい力が必要となります．また，重心まわりのモーメントについて考えると，外力は反時計回りのモーメントを生じます．そのため，姿勢を保持するためには時計回りのモーメントも必要です．

支持基底面が広い**図2a**では，COPを右足部に移動させることにより，左方向への床反力を大きくすることができ，同時に床反力を重心の右側を通過させて，時計回りのモーメントも生じることができます．したがって，**図2a**では外力に抗して姿勢を保持しやすくなります．一方，支持基底面が狭い**図2b**では，COPを右側に移動しにくく，十分な床反力とモーメントを得ることができないため，外力に抗することが難しくなります．

床反力は足部と床の接地面に生じます．支持基底面が広いと，COPを移動できる範囲が広くなり，床反力をあらゆる方向に制御しやすくなります．したがって，支持基底面を広げることにより，安定した姿勢制御が可能となります．

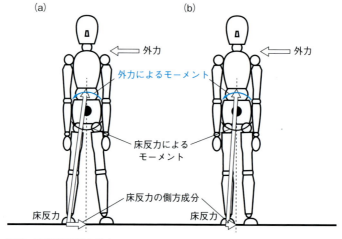

図2　支持基底面と外力

3 重心動揺と床反力　　重心を学ぶ

重心と床反力の関係は？（側方への重心移動）　3-4

問題　人に作用する主な力は，筋張力，重力，床反力です．また手すりを持っている場合や，介助されている場合は，その接している所から力を受けます．人はこれらの力を利用しながら，運動や移動を行っています．

問題3-1で，静止立位の際の床反力は，鉛直方向でした．今度は，重心が側方に移動する場合を考えます．重心を右に動かす瞬間，床反力はどちらを向くでしょうか？また，床反力作用点（COP）はどちらに移動するでしょうか？

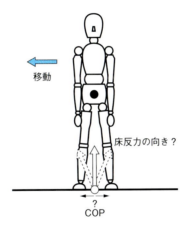

図1　側方移動開始時の床反力は？

選択肢　正しい選択肢を選んでください．

床反力の向きについて
- A．右上向き
- B．左上向き
- C．鉛直上向き

床反力作用点について
- A．右へ移動する
- B．左へ移動する
- C．変化しない

HINT　静止している物体は力を受けた方向に動きます．

解答 床反力の向きについて　A．右上向き
床反力作用点について　B．左へ移動する

解説　静止している物体は力を受けた方向に運動を開始します．人もまったく同じです．静止している人が右に移動するためには，右向きの床反力が必要です．床反力は床反力作用点（COP）から作用し，その延長線は概ね重心の近くを通ります．右方向に移動する場合，床反力作用点を左側に移動させます．このことにより，静止立位時の鉛直上向きの床反力を右向きにすることができます．この床反力を利用して，重心を右に移動させることができます．

厳密には，床反力は身体重心の加速度を反映します（運動方程式，**問題 5-1** 参照）．

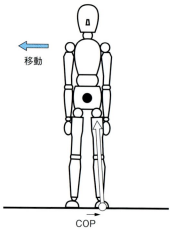

図2　側方移動開始時の床反力

コラム3　床反力と足圧中心点

床反力（floor reaction force, FRF もしくは ground reaction force, GRF）についてもう少し，考えてみましょう．床反力は必ず，足部と床の接点から人に作用します．床反力が人に作用する点を，床反力作用点もしくは足圧中心点（center of pressure, COP）と呼びます．

床反力についてもう少し細かく考えると，足への荷重は主に，踵骨，母趾球，小趾球に分散され，床に伝えられます．しかし各部位における力の大きさや向きは同じではありません．例えば，歩行中の前足部と後足部の床反力の方向は一致しないことが報告されています[1]．ここでは**図1**のように，前足部と後足部それぞれに床反力が作用している場合を考えます．私たちが一般的に考えている床反力は，これらのすべての合力で，その合力と床との接点がCOPになります．

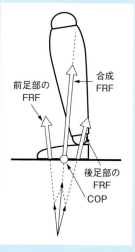

図1　前足部と後足部の床反力の合成

1) Bruening DA：Measured and estimated ground reaction forces for multi-segment foot models. J Biomech 43：3222-3226, 2010

3 重心動揺と床反力　重心を学ぶ

重心と床反力の関係は？
（側方への重心移動2）

3-5

問題
先ほどの問題に続いて，静止立位から右方向に重心を移動する動作を考えます．先ほどは運動開始直後について考えましたが，今度は静止立位となるために，重心の側方移動を減速するときを考えます．このときの床反力はどちらを向くでしょうか？また，床反力作用点（COP）は重心よりも右へ移動するでしょうか，それとも左へ移動するでしょうか？

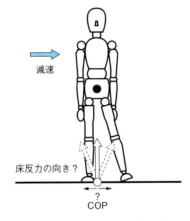

図1　重心を減速するときの床反力は？

選択肢
正しい選択肢を選んでください．

床反力の向きについて
- A．右上向き
- B．左上向き
- C．鉛直上向き

床反力作用点について
- A．右へ移動する
- B．左へ移動する
- C．変化しない

HINT
右に移動している重心を減速する必要があります．

解答 床反力の向きについて　B．左上向き
　　　　床反力作用点について　A．右へ移動する

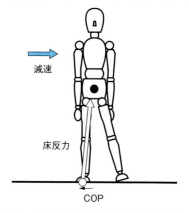

図2　重心を減速するときの床反力は？

解説　先ほどは，右へ移動するために右方向への床反力が必要でしたが，今度は右へ移動している重心を減速して，再度静止させて，運動を終了させる必要があります．

そのため**図2**のように，運動開始時とは逆に床反力作用点(COP)が重心よりも右側へ移動し，左向きの床反力を得る必要があります．

左向きの床反力を利用して，重心を減速した後は，微調整をしながら，重心の直下にCOPを移動し，再び静止立位となり動作が完了します．

重心を側方へ移動する一連の動作中の，重心とCOPの移動と床反力の変化を**図3**に示します．このグラフを見ると，人が重心とCOPの位置をずらすことにより，床反力を制御していることがわかります．

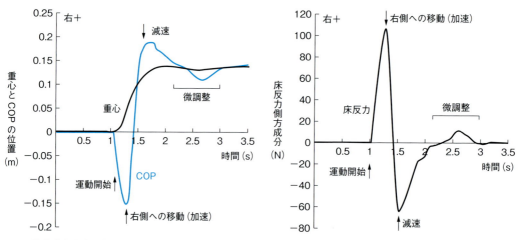

図3　健常若年者(1名)の右側方への重心移動における重心，COPの移動と床反力(側方成分)

3 重心動揺と床反力

重心動揺計の実際を学ぶ

重心動揺計の軌跡長はどのように計算しているのか？

3-6

▶ 国試関連問題　44 回共通 45

問題

重心の移動をどのようにして計測しているかを考えます．重心動揺計とは**図 1** のように，力の大きさを電気信号に変換するセンサー（ストレンゲージ）を丈夫な四角の金属板の四隅（三角形の場合は各角の 3 個）に付けたものです．各センサーで測定された力から重心位置（Y 方向は A＋B と C＋D の関係で重心位置を求め，X 方向は A＋D と B＋C の関係で重心位置を求めます）を約 50 Hz（ヘルツ：1 秒間に取り込むデータの数）にて，通常は 30 秒以上，自動的に計算し，計算された重心位置を継時的に結び，重心動揺の軌跡を求めています．重心位置の計算方法は，**問題 3-2** と同じです．

10 Hz で記録した場合は**図 2** のようになり，0.0 秒で a 点，0.1 秒で b 点，0.2 秒で c 点，0.3 秒で d 点とその XY 座標を記録していきます．

それでは，本当の重心動揺の軌跡の長さと重心動揺計で測定された軌跡の長さはどちらが長いでしょうか．なお，重心動揺計が測定しているのは重心線と足底接地面の交点ではなく，床反力作用点（COP）です（**問題 3-4** 参照）．

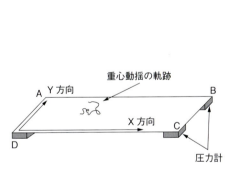

図 1　重心動揺計

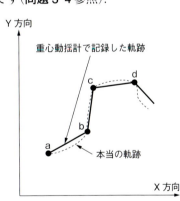

図 2　軌跡の記録方法

選択肢

正しい選択肢を選んでください．

- A．実際の重心動揺の軌跡のほうが長い．
- B．重心動揺計で測定した軌跡のほうが長い．
- C．完全に同じ．

HINT

三平方の定理

解答　A．実際の重心動揺の軌跡のほうが長い

解説　ここでは，a-b 間の重心移動について考えます．重心動揺計では 0.0 秒に a 点の値を (x_1, y_1)，0.1 秒は b 点の値を (x_2, y_2) として記録しています．その間の経過は何も記録していません．したがって，求めることができるのは ab 間の直線距離だけです（図 3）．

$$ac = x_2 - x_1$$
$$bc = y_2 - y_1$$

ですので，ab 間の距離は三平方の定理で求められます．

$$ab = \sqrt{(x_2 - x_1)^2 + (y_2 - y_1)^2}$$

です．

これを 0.1 秒間隔で求め，全ての距離を合計したのが，軌跡長です．

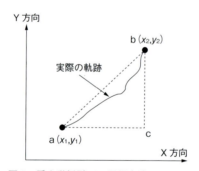

図 3　重心動揺計での記録方法

ここで，測定周波数と計測された軌跡長との関係を考えますと，測定周波数が大きくなると途中経過の距離も入りますので，軌跡長は長くなります．重心動揺計を用いた研究発表では測定周波数を記述する必要があるのはこのためです．

また，同じ角度だけ重心が揺れた場合は身長の高い人のほうが軌跡長は長くなります（図 4）．身長での正規化が必要な研究もあると思います．

もう一つ，有効な支持基底面の広さも関係してくるでしょう．有効な支持基底面が広い人は軌跡長が長くても実際には安定しているはずです．これらの問題も考えながら結果の解釈をする必要があります．

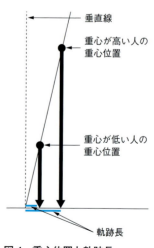

図 4　重心位置と軌跡長

3 重心動揺と床反力 — 重心動揺計の実際を学ぶ

運動失調症患者の重心動揺計軌跡長は？

3-7

▶国試関連問題　43回共通46，47回PT午後26，49回共通午前73

問題　人が静止立位保持（図1）を行っているときの重心動揺の軌跡を重心動揺計で測定した，運動失調症患者の方と健常人の結果です（図2, 3）．どちらが運動失調症患者の方の結果でしょうか．

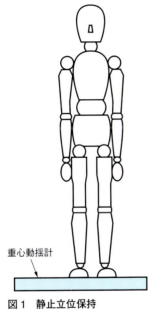

図1　静止立位保持

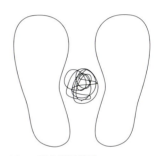

図2　重心動揺軌跡1

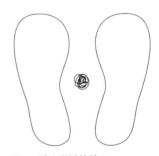

図3　重心動揺軌跡2

選択肢　正しい選択肢を選んでください．

A．図2
B．図3

HINT　運動失調症患者の方はwide baseになります．

A．図2

 脊髄小脳変性症などでは，バランス能力の低下に伴い，安静立位時の重心動揺検査で，総軌跡長や外周面積が増加することが知られています[1]．

運動失調症を含む患者さんのバランス訓練について考えましょう．図4，図5，図6と支持基底面（青色の部分）は狭くなっていきます．支持基底面が狭くなると，COPを移動できる範囲が狭くなるため，得られる床反力の向きが制約されます．そのため重心の制御が困難になります．静止立位でのバランス訓練は支持基底面を狭くする方向で進めていきます．このことは，患者さんの現状の評価にも利用できます．

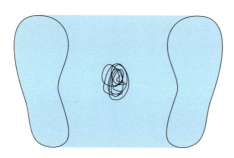

図4 wide base

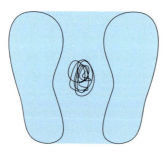

図5 開脚立位

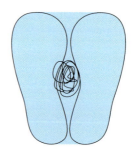

図6 閉脚立位

1) 伊保清子，他：脊髄小脳変性症における重心動揺検査：特に3 Hz周期の動揺について．Equilibrium Res 70：67-76, 2011

3 重心動揺と床反力　　重心動揺計の実際を学ぶ

左右に動いたときの運動失調症患者の重心動揺計軌跡長は？

3-8

問題　運動失調症患者の方と健常人が立位で左右への重心移動を反復しているとき（図1）の重心動揺の軌跡を重心動揺計で測定しました（図2, 3）．どちらが運動失調症患者の方の結果でしょうか．

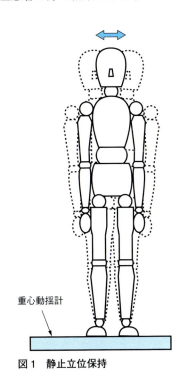

図1　静止立位保持

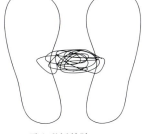

図2　重心動揺軌跡1

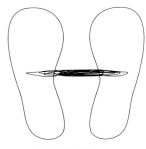

図3　重心動揺軌跡2

選択肢　正しい選択肢を選んでください．
- A．図2
- B．図3

HINT　運動失調症患者の方は重心を思った所で止めることができません．

A. 図2

解説 運動失調症患者の方のバランス訓練について考えましょう.

図4, 図5, 図6のように同じ支持基底面でも重心移動が可能な範囲を前後・左右に増やしていく方法で進めます.

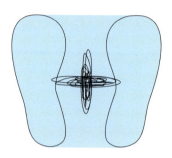

図4　重心移動1

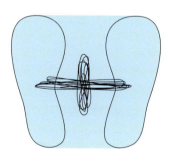

図5　重心移動2

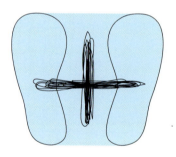

図6　重心移動3

4

リーチ動作の
バイオメカニクス

学習目標

リーチ動作における筋の活動を学ぶ

　第4章ではリーチ動作に関する問題を集めました．リーチ動作を力学的に解説した本は少ないと思いますので，新たな発見があるかもしれません．リーチ動作では体幹の動きが関係しますが，体幹筋は膜と連結して複雑な動きをし，関節も多数存在するので，力学的に考える場合はできるだけ単純化します．筋電図で確認すると，単純化しても予測にあった活動がみられますので，間違っていないことがわかります．片麻痺患者の方についての問題も入れてありますので，疾患による動作の影響を力学的に理解して臨床に役立ててください．

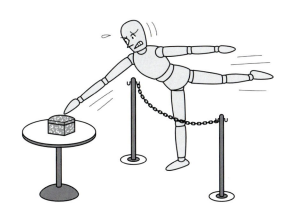

> **KEY WORDS**
>
> **リーチ動作**：リーチ動作とはある物を掴むために手を伸ばすという動作です．立位で物を掴む動作を想像すればわかりますが，遠くの物を掴むためには，上肢や体幹機能だけでなく下肢の運動機能も必要になります．そのため，手が届く距離を測定したら，その測定値はバランスなどの運動機能を反映していると考えられます．このことから，ファンクショナルリーチテストは，主に高齢者の運動機能評価に使用されています．また，リーチ動作を分析するときは，リーチの方向により関係する運動機能が変化するために，側方リーチと前方リーチは分けて考えることが一般的です．
>
> **深部知覚障害**：リーチ動作では手の動きは意識しますが，同時に下肢や体幹の位置などを意識することはほとんどありません．無意識のうちに姿勢調節を行っているのですが，そのためには深部感覚が必要になります．深部感覚には，位置覚，運動覚，振動覚などがありますが，これらの感覚が障害されることを深部知覚障害といいます．深部知覚障害があれば，特に無意識の姿勢調節には大きな影響があります．
>
> **カウンターウェイト**：カウンターウェイトとは釣り合いを取るための重り（質量）のことです．問題4-3の解説でも説明していますが，運動と反対側に質量を移動することによる姿勢制御といえます．バランスを取るために身体のどの部分をカウンターウェイトとして利用しているかが理解できると動作がわかりやすくなります．
>
> **カウンターアクティビティー**：カウンターアクティビティーとは運動方向と逆の筋を収縮させてバランスを取る活動です．実例として問題4-1で説明していますので参照してください．
>
> **廃用症候群**：廃用症候群とは過度に安静にすることや，活動性が低下したことにより起こる，さまざまな心身機能低下を指します．安静にして筋を全く使わなかったら1週間で10～15％の筋力が低下するとされています．
>
> **体幹機能**：体幹とは身体の頭部と左右の手足を除く胴体部分を指すことが多く，頸部や胸部，腹部の骨格，関節，筋，神経などの機能を体幹機能といいます．体幹機能が障害されると姿勢保持などが困難になり，四肢にも何らかの障害が及ぶことが多くなります．体幹機能障害は脊髄損傷や頸髄損傷の後遺症が代表的ですが，問題にあるように廃用症候群や脳卒中片麻痺でもみられます．
>
> **空間認知**：空間認知とは空間の中で，物体の位置や形などを三次元的に認知することを指します．この能力を空間認知（識）能力といいますが，この能力が障害されるとさまざまな学習に影響があります．脳卒中などの中枢神経疾患でも空間認知（識）能力が障害される場合があり，リハビリテーションに対して大きな阻害因子となります．リーチ動作においても，掴む物の位置を認知できないために大きく影響します．

4 リーチ動作のバイオメカニクス

リーチ動作における筋の活動を学ぶ

側方リーチ時の脊柱起立筋の収縮は？

4-1

問題 座位での上肢リーチは，ベッドや車椅子上で頻繁に行う動作です．端座位でリーチを行うと，体幹の傾斜に伴い上半身の重心が移動します．図1のような姿勢を保持するためには筋収縮による制御が必要です．端座位で図1のような右側方へのリーチをする際に，脊柱起立筋の活動はどのようになるでしょうか？

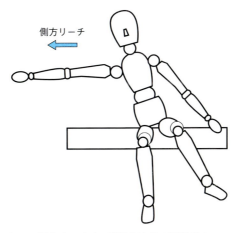

図1 側方リーチ時の脊柱起立筋の活動は？

選択肢 正しい選択肢を選んでください．

A．右の脊柱起立筋の活動が高まる．
B．左の脊柱起立筋の活動が高まる．
C．両側の脊柱起立筋の活動が高まる．

HINT 体幹が右に傾斜しないように制御するための筋活動を考えます．

解答　B．左の脊柱起立筋の活動が高まる．

解説

右側方へリーチする際に腰椎まわりに作用する関節モーメントを考えます．考えやすくするために，脊柱起立筋は骨盤と胸郭に付着しているとし，前額面におけるL5-S1間まわりのモーメントを考えます．

右側へリーチすると，上半身の重心は右側へ移動します．そのためL5-S1間まわりには体幹を右方向に傾斜させるモーメントが生じます（図2）．このモーメントに抗するために，左の脊柱起立筋の収縮で逆方向へのモーメントを発生させます．両者を釣り合わせることによって，L5-S1間を安定させ姿勢を制御します．このように運動方向と反対側の筋収縮による姿勢制御を，カウンターアクティビティーと呼びます[1,2]．

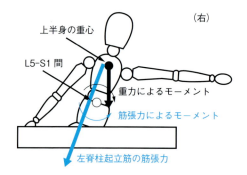

図2　側方リーチ時の脊柱起立筋によるモーメント（後方より）

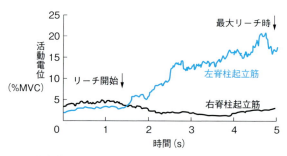

図3　健常若年者の右側方へのリーチ中の筋活動

1) 冨田昌夫：クラインフォーゲルバッハの運動学．理学療法学 21：571-575, 1994
2) Klein-Vogelbach S：Functional Kinematics. pp117-131, Springer-Verlag, Berlin, 1990

4 リーチ動作のバイオメカニクス

リーチ動作における筋の活動を学ぶ

片麻痺患者の座位バランスが低下する理由は？

4-2

問題　片麻痺患者の方の座位バランス訓練として，腰掛け座位で体幹を前傾させる練習はよく行います．しかし，本当にこれはバランス訓練なのか考えます．片麻痺患者の方の場合は検討すべきことが複雑ですので，この問題では廃用症候群による全身の筋力低下がある患者さんについて検討します．

廃用症候群による全身の筋力低下があるこの患者さんは図1のように座位で，これ以上体幹の前傾が行えません．両足は床に着いています．股関節屈曲の可動域制限はありませんし，運動失調症や深部知覚障害もありません．ただ，怖がるのです．考えられる原因は何でしょうか．

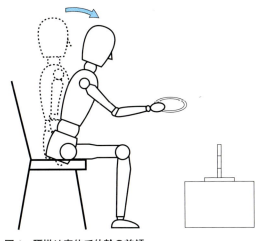

図1　腰掛け座位で体幹の前傾

選択肢　正しい選択肢を選んでください．

A．脊柱起立筋群と股関節伸筋群の筋力低下による有効な支持基底面の減少．
B．腹筋群と股関節屈筋群の筋力低下による前方への推進力の低下．

HINT　座位・立位バランスについて検討するときは，まずこのことを考えてください．

解答　A．脊柱起立筋群と股関節伸筋群の筋力低下による有効な支持基底面の減少．

解説　図2を見てください．股関節伸筋群の筋力と有効な支持基底面について説明しています．この患者さんの股関節伸筋群の筋力が，上半身の体重×L_1(m)だったとします．体幹をこれ以上前傾しますと姿勢が保持できず，体幹が前方へ倒れてしまいます．この患者さんにとっての前方への重心移動が可能な距離はL_1(m)となります．

図2の破線の姿勢まで体幹前傾を可能にするための股関節伸筋群の筋力は，上半身の体重×L_2(m)です．体幹伸筋群については説明を省略しますが，考え方は同じです．

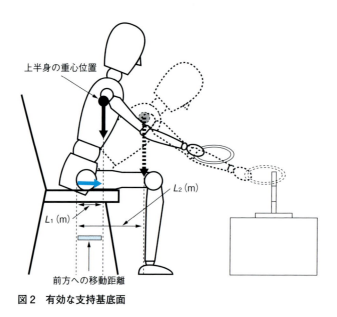

図2　有効な支持基底面

これからわかるように，腰掛け座位での体幹前傾は，筋力低下により行える角度が決まってきます．なお，体幹前傾時に動揺がある場合はバランス障害の影響を考えます．

4 リーチ動作のバイオメカニクス　片麻痺患者のリーチ動作を学ぶ

片麻痺患者はなぜ，非麻痺側へリーチしにくいか？

4-3

問題　片麻痺患者の方では，座位で上肢をリーチできる範囲が狭くなることが知られています．では，非麻痺側への側方リーチを考えてみます．右片麻痺患者の方では，なぜ左側へのリーチ範囲が狭くなるのでしょうか．なお，体幹筋や空間認知などについては問題ないものとします．

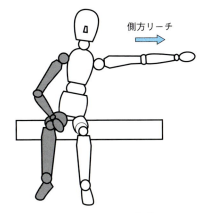

図1　右片麻痺患者の方の左側方へのリーチ

選択肢　正しい選択肢を選んでください．

A．非麻痺側の筋力低下のため
B．麻痺側の上下肢による姿勢制御が困難なため

HINT　姿勢を保持するための四肢の移動を考えます．

解答　B．麻痺側の上下肢による姿勢制御が困難なため

解説

わかりやすくするために，非麻痺側(左側)の坐骨を回転中心として考えます．座位で左側へリーチする際には，上半身の重心が左側へ移動します．そのため，重力により，坐骨を中心として身体を左側へ転倒させるモーメントが生じます．この姿勢を保持するために，私たちは右側の股関節外転・内旋や肩関節外転により右上下肢の質量をより右側へ移動させ，拮抗するモーメントを生じさせます．ちょうど，坐骨を支点としたヤジロベエのようにバランスをとります．

片麻痺患者の方では，麻痺側の上下肢を筋収縮により移動したり，固定したりすることが困難なため，麻痺側の上下肢を重りとして利用できません．そのため，非麻痺側へのリーチ範囲が狭くなります．

このように，運動と反対側に質量を移動することによる姿勢制御をカウンターウェイトと呼びます．

カウンターウェイト(釣り合い重り)について理解しましょう．図2を見てください．カウンターウェイトとは，エレベーターのかごを上に引っ張るロープの反対側の端に付けられている重りのことです．

また，図3のように体のある部分が支持基底面から逸脱している場合，体の他の部分が正反対の方向に移動してバランスを保ちます．そして，この状態をカウンターバランスによってバランスを保持しているといいます[1,2]．

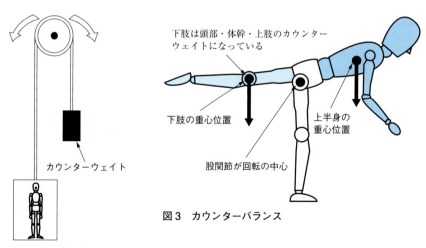

図2　エレベーター

図3　カウンターバランス

1) 冨田昌夫：クラインフォーゲルバッハの運動学．理学療法学 21：571-575, 1994
2) Klein-Vogelbach S：Functional Kinematics. pp117-131, Springer-Verlag, Berlin, 1990

4 リーチ動作のバイオメカニクス　片麻痺患者のリーチ動作を学ぶ

片麻痺患者はなぜ，麻痺側へリーチしにくいか？

4-4

問題　今度は，脳卒中片麻痺患者の方の非麻痺側上肢（左上肢）の麻痺側（右側）への側方リーチを考えてみましょう．左上肢の右側への側方リーチでは，左下肢はカウンターウェイトとして作用します．しかし，脳卒中片麻痺患者の方では，麻痺側へのリーチ範囲が制限されることが多いです．なぜ，片麻痺患者の方は，麻痺側へリーチしにくいのでしょうか．

なお，体幹機能や空間認知などについては問題ないものとします．

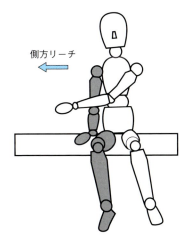

図1　右片麻痺患者の方の非麻痺側上肢による右側方へのリーチ

選択肢　正しい選択肢を選んでください．

A．非麻痺側の筋力低下のため

B．麻痺側の下肢による姿勢制御が困難なため

HINT　支持基底面を考えます．

B．麻痺側の下肢による姿勢制御が困難なため

解説　非麻痺側の上肢を麻痺側へリーチすると，上半身の重心は麻痺側の殿部の上へ移動します．この姿勢を安定させるためには，麻痺側の股関節周囲筋の活動により大腿部を骨盤に固定する必要があります．骨盤に大腿骨が固定されることにより，麻痺側大腿後面に生じる床反力を姿勢制御に利用することができます．脳卒中片麻痺患者の方では，この筋収縮による麻痺側股関節の固定が不足しやすく，結果として大腿後面が有効な支持基底面とならないため，麻痺側への重心移動が制限され，リーチ範囲が狭くなります．

　比較的安定した姿勢である座位で，股関節を安定させることができないと，立位においても股関節のスタビリティを十分に得ることが困難になります．したがって座位における麻痺側への重心移動の制限は，立位の安定性にも影響を与えます．

　脳卒中片麻痺患者の方の体幹機能の評価スケールの一つである trunk impairment scale では，体幹を麻痺側に傾斜し，麻痺側の肘をベッドに触れ，元の姿勢に戻るまでの動作を項目の一つとしています[1]．これは体幹の柔軟性や体幹筋による姿勢制御に加え，麻痺側の股関節のスタビリティを評価していることになります．

1) Verheyden G, et al：The Trunk Impairment Scale：a new tool to measure motor impairment of the trunk after stroke. Clin Rehabil 18：326-334, 2004

4 リーチ動作のバイオメカニクス

リーチ動作における筋の活動を学ぶ

上肢挙上時になぜ肘関節を屈曲するか？

4-5

▶国試関連問題　41回PT専門5

問題　普段の生活で，私たちは上肢を挙上しようとする際には，肘関節を屈曲した肢位で肩関節を屈曲し，その後，肘関節を伸展することが多いです．また，肩関節に疼痛がある症例や筋力低下がある症例では，この傾向がより顕著になります．

なぜ，私たちは上肢を挙上する際に肘関節を屈曲するのでしょうか．

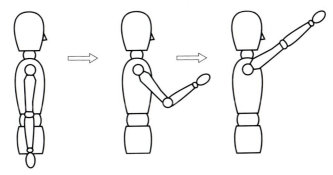

図1　肘関節屈曲を伴う右肩関節の屈曲

選択肢　正しい選択肢を選んでください．
　　A．上腕二頭筋が収縮するため
　　B．上肢の重心と肩関節中心の距離を短くするため

HINT　関節モーメントを考えます．

解答 B. 上肢の重心と肩関節中心の距離を短くするため

解説 　上腕の重心は上腕骨頭から肘関節へ向かって約43.6％の位置にあり，前腕の重心は肘関節から尺骨茎状突起へ向かって約68.2％（手を含む）の位置にあります．両者を合成した上肢全体の重心は肘関節伸展位では，上腕骨頭から尺骨茎状突起へ向かって約53％の位置にあります[1]．また手を含む上肢全体の質量は体重の約5％です[1]．上肢が水平になった状態で肩関節屈曲モーメントを考えると，上腕骨頭から上肢全体の重心までの距離がモーメントアームとなります．このモーメントアームと上肢全体の質量，重力加速度〔**コラム1**（p26）参照〕の積が肩関節の屈曲モーメントになります．

　肘関節を屈曲すると，前腕の重心が肩関節に近づくため，上肢全体の質量のモーメントアームが短くなります．結果として，肩関節屈曲モーメントが減少し，必要とされる筋収縮が減少します．そのため，私たちは上肢が水平に近い肢位では，肘関節を屈曲します．

　また，挙上位では上肢全体の質量と上腕骨頭のモーメントアームは短くなっているので，肘関節の肢位が肩関節モーメントに与える影響は小さくなっています．そのため，上肢を挙上する際には，ある程度挙上してから，肘関節を伸展したほうが，必要とされる筋活動が少なくてすみます．

　このように私たちは，知らず知らずのうちに動作に必要とされる筋活動を少なくするような戦略を選択しています．

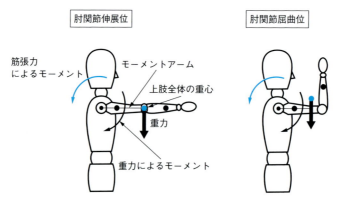

図2　肩関節の屈曲モーメント

1) Winter DA（著），長野明紀（訳）：人体測定学，バイオメカニクス 人体運動の力学と制御．pp82-107, ラウンドフラット，2011

5

距離,速度,加速度の関係

学習目標

加速度と力の関係を学ぶ

　第5章では運動力学の基礎となる,距離,速度,加速度に関する問題を集めました.計算問題がありますので,避けたくなるかもしれませんが,加速度は運動力学に必須でそれを理解するには速度の理解も必要です.この章で基本を理解できると,後の問題を理解するのにも役立ちます.問題の数を少なくして,計算は最小限にしていますので積極的にチャレンジしてください.

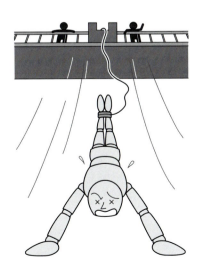

🔍 KEY WORDS

加速度：加速度は単位時間あたりの速度の変化量のことです．距離や速度は目で見て確認できますが，加速度は目に見えないものなのでイメージが難しいかもしれません．速度の変化で考えれば，静止した状態から動き出したり，動いた状態から止まったりすると速度が変化しますので加速度が生じています．

運動方程式：第3章の作用・反作用の説明でも書きましたが，運動の第2法則が運動方程式になります．運動方程式というと難しく聞こえますが，関係式自体は非常に単純で美しいとさえいわれます．力の大きさは加速度に比例するということですから，加速度が大きくなるとかかる力も大きくなります．腰痛の強い患者さんがゆっくり動く理由は，速度の変化を少なくして，大きな力がかからないようにしていると考えられます．

定常歩行：正常歩行の種類にはあまりはっきりした定義はないようなので，代表的な歩行の種類を紹介します．自然歩行（被検者の好みの速さによる普段の歩行），自由歩行（速さを一定に保つ以外は被検者が自由に行う歩行），強制歩行（速さ以外に歩幅あるいは歩行率などを決めて行う歩行），定常歩行（被検者の歩容が安定した状態の歩行）．通常は，一定の環境で被検者に歩きやすいように歩いてもらうと歩行速度は安定するので，自然歩行と自由歩行は同じ意味で使用されることも多いようです．

歩行周期：歩行周期とは重複歩の一連の動作です．問題にある，ステップレングス（step length）とケイデンス（cadence）は歩行周期を表す用語です．歩行周期に関係する用語をまとめて紹介します．

ステップレングス（step length：歩幅）：1歩の距離で，通常は身長の45％程度．
ストライドレングス（stride length：重複歩幅）：片側の踵が接地して，次に同側の踵が接地するまでの距離で，通常は身長の80～90％，速い歩行は100～110％．小児や高齢者は短くなる．
ウォーキングサイクル（walking cycle：歩行周期）：重複歩の一連の動作．立脚相と遊脚相に分けられる．
ストライドワイズ（stride width：歩隔）：両踵間の幅．
ケイデンス（cadence：歩行率）：単位時間内の歩数．
スタンスフェーズ（stance phase：立脚相）：足が地面に接地している間．
スウィングフェーズ（swing phase：遊脚相）：地面から足が離れている間．
ダブルスタンスフェーズ（double stance phase：両脚支持期）：両脚で支持する時期のこと．

歩行周期を細かく分けると以下のようになります．
イニシャルコンタクト（initial contact, IC 初期接地）：歩行周期の0％
ローディングレスポンス（loading response, LR 荷重応答期）：歩行周期の0～12％
ミッドスタンス（mid stance, MSt 立脚中期）：歩行周期の12～31％
ターミナルスタンス（terminal stance, TSt 立脚終期）：歩行周期の31～50％
プレスウィング（pre-swing, PSw 遊脚前期）：歩行周期の50～62％
イニシャルスウィング（initial swing, ISw 遊脚初期の始まり）：歩行周期の62～75％
ミッドスウィング（mid swing, MSw 遊脚中期）：歩行周期の75～87％
ターミナルスウィング（terminal swing, TSw 遊脚終期）：歩行周期の87～100％

5 距離，速度，加速度の関係

加速度と力の関係を学ぶ

加速度と力の関係は？

5-1

▶国試関連問題　43回共通37，45回共通午前69，47回共通午前69

問題　加速度は力と密接な関係があります．なぜなら物体に力が加わると，物体の速度が変化するからです．速度の1秒間あたりの変化量は加速度と呼ばれます．加速度は加えられた力の大きさに比例します．また，ある一定の力を受けた場合，物体の質量が大きいほど，物体に生じる加速度は小さくなります．したがって，力（F, N），質量（m, kg），加速度（a, m/s^2）には以下の関係式が成り立ちます．

$$F = ma$$

これは運動方程式と呼ばれるもので，力を理解するのにとても便利なツールです．
　ここでは，イメージしやすいように静止しているボールを蹴る力と，ボールの速度の変化について考えてみます．静止しているサッカーボール（0.43 kg）があります．このボールを蹴ったところ，ボールは10 m/s^2 の加速度で移動しました．このとき，ボールを蹴った力はどれくらいでしょうか？

※空気抵抗や摩擦はないものとします．

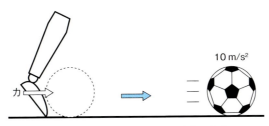

図1　キックによるサッカーボールの速度の変化

選択肢　正しい選択肢を選んでください．
　ボールを蹴った力
　　A．2.15 N
　　B．4.30 N

HINT　力と加速度は比例します．

解答　B．4.30 N

解説　力(F)は物体の質量と，生じた加速度の積なので，
$$F = 0.43 \text{ kg} \times 10 \text{ m/s}^2 = 4.30 \text{ N}$$
となります．

　当然ですが，ボールを蹴る力が強いほど，ボールの加速度は大きくなり，速く進むことになります．例えば，ボールを蹴る力を2倍(8.60 N)にすると，生じる加速度も2倍(20 m/s²)になります．
$$F = 0.43 \text{ kg} \times 20 \text{ m/s}^2 = 8.60 \text{ N}$$

　また同じ力で蹴ったとき，ボールが重いと加速度は小さくなります．例えば，ボールの重さが2倍(0.86 kg)になると，同じ力(4.30 N)で蹴っても，加速度は半分(5 m/s²)になります．
$$F = 0.86 \text{ kg} \times 5 \text{ m/s}^2 = 4.30 \text{ N}$$

　この関係式は特別なものではなく，私たちが日々体験していることを式で表しているに過ぎません．この関係式は，力を理解するために，とても便利です．**問題 3-1，3～5** ででてきた床反力を理解するうえでも重要です．また，加速度を計測するセンサーは小型で，万歩計やスマートフォンにも内蔵されていて，広く活用されています．また，最近では歩行中の速度の変化を小型の加速度センサーを用いて分析する方法が検討されており，理学療法士・作業療法士にとってより身近なものになると思います〔**コラム 11**(pp173-174)参照〕．

5 距離，速度，加速度の関係

距離と速度と加速度の関係を学ぶ

歩行速度を測定するときに注意することは？

5-2

問題　通常，歩行速度測定のための歩行距離は10mです．10mの所要時間をストップウォッチで測定し，歩行速度に換算します．しかし，歩行速度の測定で多く用いられる歩行路の距離は16mで，最初の3mと最後の3mは加速と減速のためで，実際には中間の10mの時間を測定します．加速と減速の距離は同じく3mで，実際測定する距離を5mとし，合計11mでの測定や加速と減速の距離を少なくするなどの方法もあります．

このようにするのは加速をする期間と減速する期間を除くことで真の歩行速度を知り，また，測定誤差も少なくすることができると考えられるからです．

それでは，健常人が歩いた場合，①合計16m歩行し，加速3mと減速3mの合計6mを除いた10mの歩行所要時間と，②最初から10mのみ歩行した場合の所要時間はどちらが短くなるでしょうか．

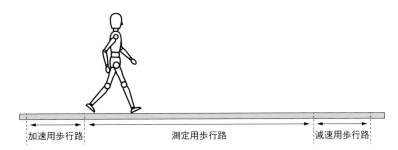

図1　歩行速度測定用歩行路

選択肢　正しい選択肢を選んでください．

A．①合計16m歩行し，加速3mと減速3mの合計6mを除いた10mの歩行所要時間が短い．
B．②最初から10mのみ歩行した場合の所要時間が短い．
C．人により異なる．

HINT　健常人はこの程度では疲れません．

A. ①合計16m歩行し，加速3mと減速3mの合計6mを除いた10mの歩行所要時間が短い．

解説　加速期と減速期は歩行速度が低下し，時間が余計に必要です．患者さんで歩行可能な距離が短い場合は測定距離をもっと短くするか検討が必要です．

　歩行のテストに関連して，最近は高齢者の運動機能テストにTimed Up & Go Testが広く使用されています．このテストは，肘掛のついた椅子にゆったりと腰かけた状態から立ち上がり，3mをできるだけ速く歩き，折り返してから再び着座するまでの所要時間を計測するものです．このテストでは，立ち上がり動作，歩行の開始，歩行の加速，方向転換，歩行の減速，停止，方向転換，着座動作とさまざまな動作の要素が入っています．

　今回の問題では定常的な動作としての歩行速度を測定する方法で，努力しての歩行なのか，自由歩行なのか，環境の影響など，他にも考えるべき要素は多くあります．自分で何を調べようとしているのかを考えることができれば，測定値が意味することがよく理解できると思います．

5 距離, 速度, 加速度の関係

加速度の変化について学ぶ

歩行中の速度は一定か？

5-3

▶ 国試関連問題　40回共通45, 49回共通午前74

問題　歩行速度を計測する際には, 加速する期間と減速する期間を除いて, 歩容が安定した状態を対象としています. このような歩行は定常歩行と呼ばれます. では, 今度は定常歩行中の速度について考えます. 定常歩行において人は常に一定の速度で歩行しているのでしょうか？

なお, ここでの速度とは身体重心の速度を指します.

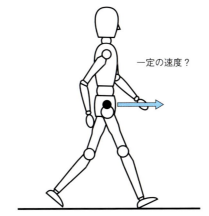

図1　定常歩行における重心の速度は一定か？

選択肢　正しい選択肢を選んでください.
- A．重心の速度は常に一定.
- B．重心の速度は変動する.

HINT　重心の上下動を考えます.

B. 重心の速度は変動する．

解説 人は定常歩行であっても，速度を増減して歩行しています．その原因としては，歩行時に重心が上下方向に移動することが挙げられます．歩行時に重心が最も高くなるのは立脚中期で，重心が低くなるのは両脚支持期です．そのため，重心は1歩行周期で2回の上下動を行います．重心を上方に移動させるためには，エネルギーが必要です．そのため，重心を上方へ移動する際には速度が減少し，逆に重心が下方に移動するときには速度が増加します．

　実際の歩行中のデータを見てみると**図2**のようになります．重心の進行方向の速度(**図2a**)をみると，常に変化していることがわかります．同じグラフに重心の鉛直方向の位置も記載してあります．2つの波形を比較すると，重心が低い位置にあるときは速度が速く，重心が高いときは速度が遅いことがわかります．また，重心の進行方向の加速度(**図2b**)を見ると，重心が上方へ移動するときは負，重心が下方へ移動するときは正となり，重心の上下動とともに減速と加速を繰り返していることがわかります．

　このように，たとえ定常歩行であっても，歩行中の速度は常に変化しています．私たちが臨床で測定しているのは平均速度です．このことは臨床上意識する必要はありません．しかし重心の速度が常に変化しているということは**第6章**で説明する床反力の理解につながります．また，歩行中の加速度を計測することにより，歩行を定量的に評価する試みもなされています〔**コラム9**(p138)参照〕．

a) 重心の速度と重心の上下動

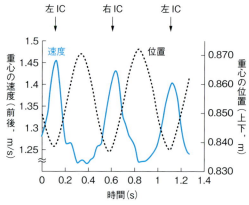

b) 重心の加速度と重心の上下動

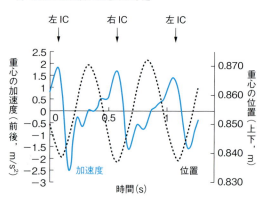

図2　定常歩行における重心の速度，加速度，上下動
健常若年者(1名)の定常歩行におけるデータ．平均歩行速度は1.29 m/s．
重心の速度と加速度は前方が正，重心の位置は上方が正．
IC：Initial contact

5 距離，速度，加速度の関係

距離と速度と加速度の関係を学ぶ

ステップレングスとケイデンスの関係は？　5-4

問題　理学療法や作業療法の効果を客観的に示すことは，患者さんにとって非常に重要なことですし，われわれの存在価値を客観的に示すことができる唯一の方法です．そこで，臨床における歩行の評価では，ある距離を歩行するのに必要な時間や歩数を測定し，患者さんの改善の程度を客観的に測定します．それではステップレングス（1側のつま先から他足のつま先までの距離，図1）とケイデンス（1分間の歩数）はどのような関係でしょうか．以下の式が何を表しているかを考えてください．

$$\frac{\text{左ステップレングスの平均} + \text{右ステップレングスの平均}}{2} \times \text{ケイデンス}$$

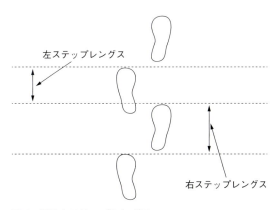

図1　足跡とステップレングス

選択肢　正しい選択肢を選んでください．
　　A．歩行速度
　　B．歩行の持久力

HINT　1分間の距離です．

A．歩行速度

解説 式の前半部分の

$$\frac{左ステップレングスの平均＋右ステップレングスの平均}{2}$$

は左右のステップレングスの平均になりますので1歩あたりの距離です．
　1歩あたりの移動距離×1分間の歩数（ケイデンス）＝1分間に歩く距離です．
　1分間に歩く距離は分速ですので正解は歩行速度です．

6

床反力

学習目標

重心の加速度変化と床反力について学ぶ

　第6章では床反力の変化に関する問題を集めました．第3章で床反力の基礎について学んで，第5章で加速度について学びましたので，この章の問題を理解する準備はできていると思います．生体力学に関する公開講座を行ったときのアンケートで，理解が難しかったという回答が最も多かったのがこの章の問題でした．

　重い物を前方に投げようとして途中で止め，前に引っ張られる経験をした人は多いと思います．また，遠くへ飛ぼうとするときは自然と手を振ってジャンプしますが，これも上肢の重量を利用した動作です．重りと身体重量の総和に変化がなくても，動かしたり止めたりすることで加速度が変化しますので力が生じます．この力が身体にどのように加わるのかを理解してください．

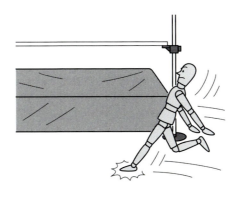

KEY WORDS

重力加速度：地球の重力が地上の物体に及ぼす加速度です．重力補正の説明で書きましたが，厳密にいうと重力も変化しますが，本書の重力加速度は 9.8 m/s² で一定とします．重心の加速度変化と重力加速度，床反力の関係は，問題の解説をよく読んで数式的に理解してください．ここではそれらをイメージ的に理解するようにします．まず，重錘を手で持ち上げて止めている状態を想像してください．重錘は重力加速度によって手に力を加えています．手で感じている重錘による力（重さ）は床反力と同じものです．重錘を離さないように，支えている手を急に下方へ動かすと重錘が軽くなるのを感じられると思います．つまり，床反力が小さくなっていることがわかります．また，下方へ動かした重錘を急に止めると，重錘が動作開始前の静止した状態よりも，重くなったと感じられると思います．床反力が大きくなったことを意味しています．人がしゃがんだり立ったりする動きでも，これと同じように考えれば床反力の変化が理解できると思います．

微分法：微分法とは，解析するときに重要な概念の一つで，グラフで考えた場合にそのグラフの各点の近傍で，局所的な振る舞いを調べて特徴を考える方法です．解説でも説明していますが，位置のグラフを微分法で考えると速度がわかります．同じように速度のグラフを微分法で考えると加速度がわかります．

積分法：積分法とは，微分法の逆の操作で，局所的な振る舞いを集めて全体を考える方法です．前述の微分法と逆で，加速度のグラフを積分法で考えると速度のグラフになります．また，速度のグラフを積分法で考えると位置のグラフになります．微分法，積分法の実際は**問題 6-3** の解説にあるグラフを参照してください．

力積：力積とは，力の大きさと力が働く時間の積になります．力の大きさが時間とともに変化する場合は，その変化するグラフの積分になります．つまり，**コラム 6（p88）**にあるように力のグラフの面積になります．

6 床反力

重心の加速度変化と床反力について学ぶ

物を持ち上げるときの床反力の変化は？　6-1

問題　体重 80.5 kgw (788.9 N) の人が床反力計の上に立ち，重さ 5 kgw (49 N) の重錘を肩の高さから上に持ち上げました (図1)．床反力計の値は図2と図3のどちらのようになるでしょうか．

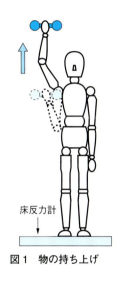

図1　物の持ち上げ

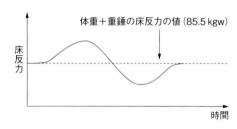

図2　床反力の値 1

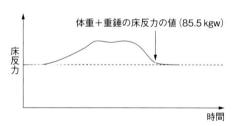

図3　床反力の値 2

選択肢　正しい選択肢を選んでください．

A．図2
B．図3

HINT　力＝質量×加速度ですから，力は加速度と類似した波形になります．

解答　A．図2

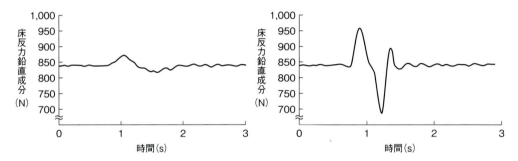

解説　図4は実際に**問題6-1**の条件でゆっくり重錘を上げたとき(左)と速く上げたとき(右)の床反力のグラフです．エレベーターの昇りと同じで，動き出すときは重くなって，止まる前に軽くなります．

この床反力の変化は，重錘の加速度によるところが大きいです．加速度と床反力の関係については，**問題6-3**で考えます．

図4　重錘を上げる加速度の違いによる床反力の変化
5 kgの重錘を80.5 kgの健常人が上げたときの床反力

6 床反力 — 立ちしゃがみ時の床反力について学ぶ

椅子から立ち上がるときの床反力の変化は？

6-2

問題 立ち上がり（図1）における両下肢を合計した床反力の鉛直部分を記録しました．図2がそのデータです．体重はa, b, c, のどこに相当するでしょうか．

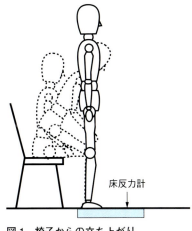

図1 椅子からの立ち上がり

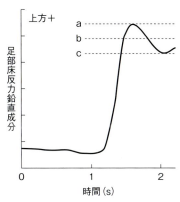

図2 椅子からの立ち上がり動作時の足部床反力（鉛直成分）

選択肢 正しい選択肢を選んでください．

A．a
B．b
C．c

HINT 立位で体重計の上で膝関節を屈伸したらどうなるでしょうか．

解答 B．b

解説　立ち上がりの床反力の経過ですが，図3のAでは両下肢が床反力計の上にありますので，0より大きくなります．Bでは殿部が座面から徐々に離れ，足部への荷重が大きくなります．Cでは，身体の質量×身体重心を上昇させるための加速度が重力にプラスされ，足部には体重より大きな反力が作用します．Dでは重力から，身体の質量×身体重心の上方への速度を減じるための負の加速度がマイナスされ，体重より小さな力が作用します．

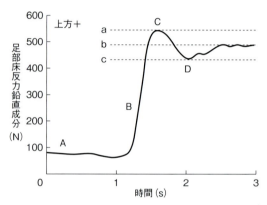

図3　椅子からの立ち上がり動作時の足部床反力（鉛直成分）
体重50 kgの健常若年者が高さ40 cmの椅子から立ち上がる際の足部の床反力．

このことを式で表すと以下のようになります．

力も加速度も上方向をプラスとします．身体の質量を m（kg），重心の加速度を a（m/s^2），重力加速度を g（9.8 m/s^2），床反力（floor reaction force）を FRF とすると，以下が成り立ちます．

$$FRF - mg = ma$$

mg は重力で，ma は身体にかかる力の総和です．さらに式を変形すると，以下のようになります．

$$FRF = ma + mg = m(a + 9.8)$$

この式からわかるように，身体に上方向の加速度が生じるC点ではFRFが大きくなり，逆に減速して加速度がマイナスになるD点ではFRFが小さくなります．

次の**問題6-3**でも同様の説明をしていますので参照してください．

6 床反力

立ちしゃがみ時の床反力について学ぶ

スクワットでしゃがむときの床反力の変化は？

6-3

問題 立位で膝を屈伸すると身体の重心が上下します．このときの床反力計の値について考えます．

静止立位から膝関節を屈曲し，膝関節屈曲位のままで静止した場合（**図1**）の床反力は**図2**でしょうか，**図3**でしょうか．

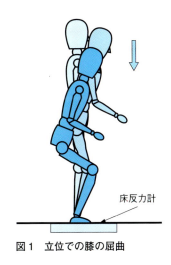

図1 立位での膝の屈曲

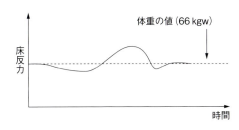

図2 床反力の値1

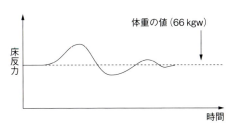

図3 床反力の値2

選択肢 正しい選択肢を選んでください．

A．図2が正しい．
B．図3が正しい．

HINT これまでにも同様な問題がありました．

A．図2が正しい．

解説　体重計の上で確認ができます．ただし，ゆっくりと膝関節を屈曲させると体重計の値はほとんど変わりません．

力学的に考えてみます．

　FRF（床反力）＝m（質量）×〔a（加速度）＋9.8 m/s²（重力加速度）〕でした．

　静止している体重50 kgの人の床反力を考えると，

　FRF＝50 kg（質量）×〔0（加速度）＋9.8 m/s²（重力加速度）〕

　　　＝50×9.8（kg・m/s²）＝490 Nです．

　膝関節を屈曲させ始め，下方向に重心が加速された状態を考えます．

　もし，足が床反力計の上で浮いていると床反力は0 kg・m/s²です．身体の重心は下方向に9.8 m/s²（重力加速度）で加速された状態です．

これを式で書くと，

　FRF＝50 kg（質量）×〔−9.8 m/s²（下方向へ動く加速度）＋9.8 m/s²（重力加速度）〕

　　　＝50×0（kg・m/s²）となります．

　下に動いている重心を膝関節屈曲位で止めるためには，上方向の加速度（減速のための加速度）が必要です．後半で床反力が重力よりも大きくなるのはそのためです．

　a（m/s²）で重心が減速のために上方向に加速された場合は，

　FRF＝50 kg（質量）×〔a m/s²（上方向の加速度）＋9.8 m/s²（静止時の重力加速度）〕

なので，重力よりも大きくなることがわかります．

　体重が64.5 kgの健常若年者のしゃがみ込み動作中の重心の位置，速度，加速度と床反力の関係についてみてみましょう．図4のグラフを見る前に，位置，速度，加速度の関係について確認します．位置の1秒間あたりの変化量が速度，速度の1秒間あたりの変化量が加速度です．グラフで考えると1秒間あたりの変化量は，傾きになります．つまり位置のグラフの傾きが速度，速度のグラフの傾きが加速度となります．数学的にグラフの傾きを算出する方法は微分法と呼ばれます．

　上記を踏まえて重心の位置，速度，加速度と床反力のグラフを見てみましょう．まず重心の位置は動作開始より常に下方に動きます．したがって重心の速度（重心位置のグラフの傾き）を考えると，運動開始前と運動終了後は0になります．つまり静止した状態です．重心は常に下方へ移動しますので，動作中の速度は常に負の値をとります．

　加速度は速度よりも少し複雑で，わかりにくいのですが，重心速度のグラフの傾きと考えるとイメージしやすいです．前半は重心の下方への速度を増加させるので，負となります（速度のグラフの傾きが負）．逆に後半は下方への速度を減少するので，加速度は正となります．

また，重心の加速度と床反力の波の形を比べてみると，同じ形状をしていることがわかります．床反力と，重力加速度と重心の加速度の関係は，以下の式で表されます．

$$FRF = (a+g)m$$

右辺のうち，重力加速度（g）は 9.8 m/s² で一定，質量（m）も体重なので一定です．そのため，床反力（FRF）は加速度（a）と同じ波形になります．重心の加速度を知ることは，動作中の床反力を知るための基礎となります．

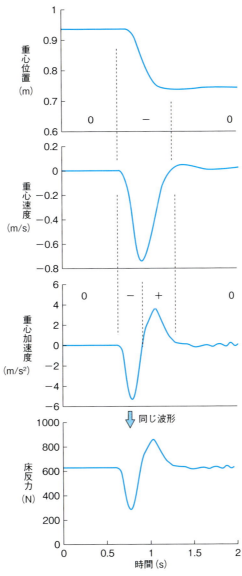

図4　しゃがみ込み動作における重心の位置，速度，加速度と床反力
健常若年者（64.5 kg）のしゃがみ込み動作中のデータ．

コラム4　人の運動と床反力

　人には重力と床反力が作用しています．静止しているときは，床反力と重力は打ち消し合っています．では，人が運動しているときの床反力について考えてみましょう．

　例えば人が静止立位の状態から一歩前に踏み出す動作を考えます．ここでは特に重心が前に動き出す瞬間の前後方向の床反力について考えます．

　静止している状態から人が動くということは，加速度が生じたことを意味します．加速度が生じるためには，力が必要です（**問題5-1**参照）．人に作用する力のうち，重力は一定なので変化しません．したがって変化するのは，もう1つの力である床反力です．

　前方に加速するためには，前向きの床反力が必要です．なぜなら作用する力の方向と加速度の方向は同じだからです．人は筋を収縮させることによって，関節を動かし，床反力を変化させて姿勢制御や運動を行っています．

　このことを式で表すと以下のようになります．

前後方向　　$FRF_{AP} = m \cdot a_{AP}$
m：質量（体重）　FRF_{AP}：床反力前後成分　a_{AP}：重心の前後方向の加速度

　鉛直方向については床反力と重力が打ち消し合っているので，加速度は生じません．前後方向については，床反力と加速度の方向が同じであり，床反力と加速度が比例することを意味しています．

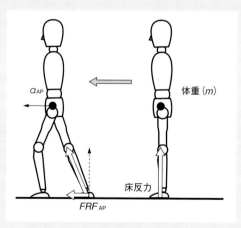

6 床反力

立ちしゃがみ時の床反力について学ぶ

スクワットで立ち上がるときの床反力の変化は？

6-4

問題

問題 6-3 の逆について考えます．

膝関節屈曲位の立位から膝関節を伸展し，膝関節伸展位のままで静止した場合（図1）の床反力は図2でしょうか，図3でしょうか．

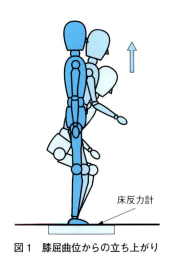

図1 膝屈曲位からの立ち上がり

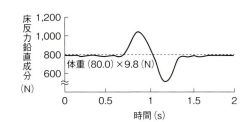

図2 床反力1

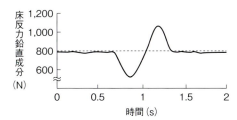

図3 床反力2

選択肢

正しい選択肢を選んでください．

A　図2が正しい．
B　図3が正しい．

HINT

これまでにも同様な問題がありました．

解答 A．図2が正しい．

解説 これも体重計の上で確認ができます．ただし，ゆっくりと膝関節を伸展させると体重計の値はほとんど変わりません．

力学的な考え方は**問題6-3**と同じです．

コラム5 なぜ床反力のベクトルは重心の近くを通るのか？

床反力のベクトルをイメージするときには，床反力作用点（center of pressure, COP）と，重心（center of gravity, COG）の近くを通ると考えるとわかりやすいです．ではなぜ，床反力のベクトルは重心の近くを通るのでしょうか．

静止している質量（m）の物体に床反力（F）が作用している場合を考えます．**図1**の場合は，床反力のベクトルが重心を通るので，床反力により物体に作用するモーメントは0になります．しかし，**図2**のように床反力のベクトルが重心を通過しない場合は，床反力により物体にモーメントが生じることになります．人はゆっくりした運動では，身体の動揺を小さくするために，床反力により生じる，重心まわりのモーメントを小さくします．その結果，床反力のベクトルが重心の近くを通るように調整しています．

ただし，速い急激な運動では，床反力により生じる重心まわりのモーメントを利用しながら姿勢を制御するので，重心と床反力ベクトルの距離は長くなります．

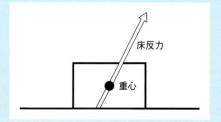

図1 床反力のベクトルが重心を通る場合

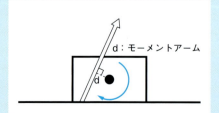

図2 床反力のベクトルが重心を通らない場合

6 床反力

ジャンプ時の床反力について学ぶ

ジャンプ時の初速度を床反力から考えるとどうなるか？

6-5

問題 垂直跳びにおける身体重心の初速度（つま先が床を離れる瞬間の速度）の計算方法について考えます（図1）．加速度の積分が速度ですので床反力（図2）から加速度を求め，その加速度から初速度が求められるはずです（図3）．垂直跳びにおける身体重心の初速度は図3の青色の面積でしょうか，灰色の面積でしょうか，それとも，青色の面積から灰色の面積を引いた値でしょうか．

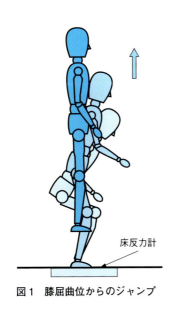

図1 膝屈曲位からのジャンプ

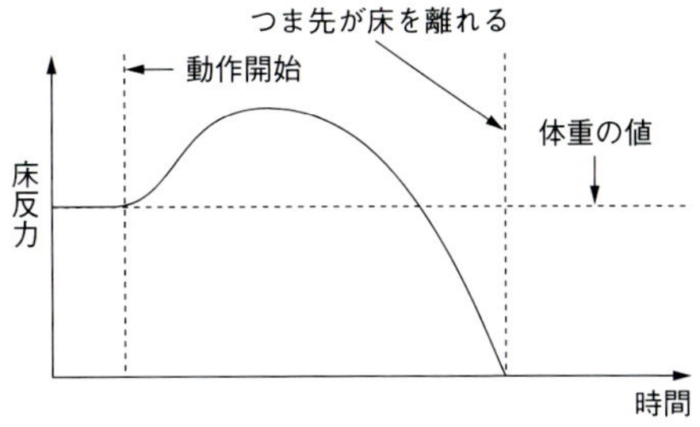

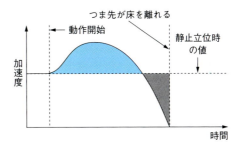

図2 床反力の値

図3 加速度の値

選択肢 正しい選択肢を選んでください．

A．青色の面積
B．灰色の面積
C．青色の面積から灰色の面積を引いた値

HINT 加速度の変化を考えてください．

解答 C．青色の面積から灰色の面積を引いた値

解説 つま先が床を離れる直前には床反力が体重より小さくなり，跳び上がる前に身体重心の上方向への速度の減少が始まっています．つま先が離れた後は 9.8 m/s² （重力加速度）で減速し，上方向の速度が 0 m/s になったときが身体重心が一番上に上がったときで，その後は 9.8 m/s² で落下していきます．

コラム6 床反力の力積

力と時間の積は力積と呼ばれます．力積が何を意味するかを，しゃがみ込み動作中の床反力の鉛直成分を例に考えてみましょう．力積は力と時間の積なので，グラフでは，面積として考えます．図1の灰色の部分の面積は，床反力と重力の差の力積を示します．この部分の面積は，以下のように書けます．

$$(FRF - mg)t = (a + g)mt - mgt = mat$$

FRF：床反力　t：時間　m：体重　g：重力加速度　a：重心の加速度

この式の左辺は，人に作用する床反力と重力の差の力積になります．この式を整理すると，右辺のようになり，灰色の面積が，体重と加速度と時間の積であることがわかります．加速度は時間あたりの速度の変化量なので，加速度と時間との積は動作全体をとおしての速度の変化量になります．つまり，物体に作用する力積は，物体の速度の変化量と質量の積を意味します．通常，人の運動では体重は変化しないので，力積と重心の速度の変化と関連付けて考えます．

しゃがみ込み動作では，しゃがみ込み前半の力積は下方で負（図1の①）となり，後半の力積は上方で正（図1の②）となります．また，動作開始前と動作完了後は静止しているので，動作全体を通しての速度の変化量は0です．したがって，動作全体を通しての力積は0になります．グラフからも，正の力積②と負の力積①が相殺されていることがわかります．このように，物体の速度の変化を考えるときに，力積は便利です．

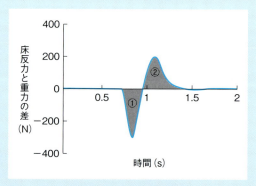

図1　しゃがみ込み動作における床反力
健常若年者（64.5 kg）のしゃがみ込み動作中のデータ．

6 床反力　ジャンプ時の床反力について学ぶ

着地するときに膝や股関節を屈曲する理由は？

6-6

問題　通常のジャンプや高いところから飛び降りたときの着地はつま先から行い，膝関節と股関節を屈曲し，体幹を前傾します．なぜでしょうか．

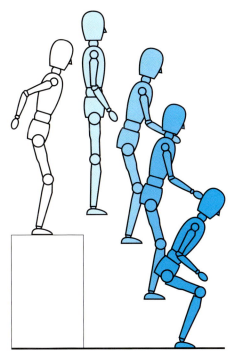

図1　飛び降りる

選択肢　正しい選択肢を選んでください．
　A．速度を遅くするため．
　B．減速のための加速度を小さくするため．

HINT　重心が止まるまでの時間が長くなります．

解答 B．減速のための加速度を小さくするため．

解説 重心の下方への移動を急激に止める場合には，大きな上方への加速度を生じるために，床反力は大きく尖った形状となります．当然，下肢への負荷も大きなものとなります．コラム6（p88）であったように床反力の力積は，重心の速度の変化量を反映するものです．したがって着地動作の際において，ジャンプした高さと動作終了時の重心の高さが等しい場合，どのような着地動作を行っても床反力鉛直成分の力積は一定です．つまり，床反力を小さくするためには，着地動作の時間を長くすればよいです．膝関節を伸展し，つま先から接地を行い，その後で膝関節を屈曲させながら重心の下方移動を制御すれば，減速のための時間が長くなり，床反力の鉛直成分は小さくなります．

図4は着地時の床反力鉛直成分です．膝屈曲を制限した着地動作では，床反力の立ち上がりが急峻なことが確認できます．

着地動作の時間を短くすればするほど，床反力は大きくなります．

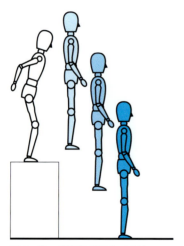

図2　膝・股関節伸展位で着地

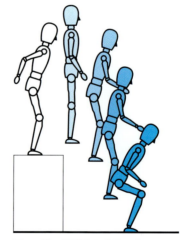

図3　膝・股関節屈曲位で着地

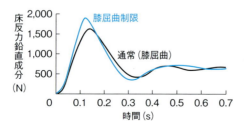

図4　着地時の床反力鉛直成分
健常若年者(67 kg)の垂直跳び(25 cm)後の着地を計測．

7

動作中の関節モーメントの理解

学習目標

動作時の筋活動について学ぶ

　第7章ではさまざまな動作に関する問題を集めました．第1章では感覚的に解ける問題にして，解説も力学的な説明は極力少なくしていました．これまでの問題を解いてきて力学的な実力がついてきていると思いますので，今回の問題は力学的な視点で考えてください．特にモーメントで考える場合は，回転の中心とモーメントアームの長さに注意してください．日常でよく観察される動きを題材にしていますので，臨床に役立つ問題も多いと思います．

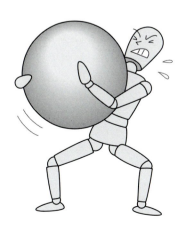

🔍 KEY WORDS

筋疲労：筋疲労とは，体を激しく動かしたあとや長時間同じ姿勢を続けるなど，筋肉の使いすぎで起こる筋肉の疲れのことです．疲労は末梢性疲労と中枢性疲労に分類されます．疲労の評価には筋力の変化が指標として有用だと思えますが，末梢性と中枢性疲労との区別が難しいため，結果の解釈が難しくなることがあります．そのため，客観的評価の指標として筋電図の中央周波数変化を利用する場合もあります．どちらにしても筋疲労の実験では被験者の負担も大きく，健常人の回復速度が速いこともあり，課題が多いように感じます．また，筋疲労の原因は，これまで乳酸の蓄積によるアシドーシス（酸性血症ともいい，動脈血 pH が正常域よりも低下した状態）の影響から収縮蛋白の機能阻害が生じると考えられてきました．しかし，最近の研究結果から，乳酸は関係なく，リン酸がカルシウムと結合してしまうことが疲労の原因の一つだと考えられています．

剛体：どんな力を受けても形や体積を変えない，仮想的な物体を剛体といいます．人の身体は複雑な形をしており，関節も多数存在しますが，力学的に考える場合は人の身体を剛体として仮定します．これまでの問題も人の身体は剛体として考えてきました．力学的な結果を筋電図などで確認すると，大きくは間違っていないことがわかります．

MP 関節：MP 関節（metacarpophalangeal joint）は中手指節間関節のことです．手指の関節はその他に，DIP 関節（distal interphalangeal joint：遠位指節間関節），PIP 関節（proximal interphalangeal joint：近位指節間関節），CM 関節（carpometacarpal joint：手根中手関節）があります．親指の関節は IP 関節（interphalangeal joint：指節間関節）と，MP 関節，CM 関節になります．

手持ち式筋力計：第 2 章で定量的筋力測定の説明をしましたが，験者が手で固定して力センサーによって測定する機器が，手持ち式筋力計です．計測される筋力はトルク値で間接的に測定していますので，運動軸までの距離が重要になります．また，験者が手で固定していますので，被験者の筋力が非常に大きいと験者の固定が不安定になり，正確な計測ができなくなることも考えられます．

バランス訓練：バランスとは「釣り合いがとれている状態」を意味する単語ですが，前後・左右，2 つの関係，心理面などさまざまな場面で使用される言葉です．身体機能に限定して考えれば，バランス訓練とは「バランス能力を改善する目的で行う練習」ということになります．バランス能力には静的なものと動的なものがあり，その要素には筋力，平衡感覚，中枢神経系，末梢神経系などさまざまなものが考えられています．複合的な能力なので明確な定義はありませんが，本書ではカウンターウェイトやカウンターアクティビティーなどの，バランスをとるための身体反応を伴う動作の練習を，バランス訓練としています．

7 動作中の関節モーメントの理解

動作時の筋活動について学ぶ

作業中の姿勢と筋疲労の関係は？

7-1

▶ 国試関連問題　47回PT 午後3

問題　脊柱が後弯し，顔を下向きにして仕事をすることが多い人と，脊柱の後弯は目立たず，顔は真直ぐ前を向いて仕事をすることが多い人とどちらが僧帽筋，肩甲挙筋や頭板状筋などへの負担（肩凝り）が少ないでしょうか．

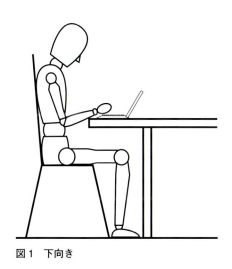

図1　下向き

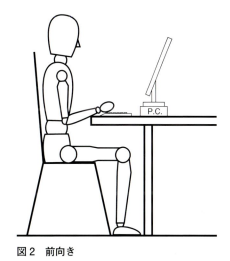

図2　前向き

選択肢　正しい選択肢を選んでください．

A．下向き
B．前向き

HINT　頭は重いのです．

解答　B．前向き

解説　ブラインドタッチができなくて，長時間ノートパソコンを使う人は時々間に他の仕事を行い，僧帽筋上部線維や肩甲挙筋を休ませてあげてください．ノートパソコンを膝の上（ラップトップ）で使用している場合は，疲れが著しいと思います．

さて，問題ですが，頭部と頸椎の伸展筋群ですのでモーメントを考えます．回転の中心はC1～C7の間です．**図3**と**図4**に回転の中心，頭の重心位置と重力ベクトルを示してあります．モーメントアームの長さは青色の線で示してあります．

当然，モーメントアームが長い**図3**のほうが負担は大きくなります．

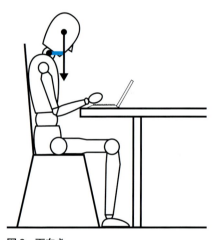

図3　下向き

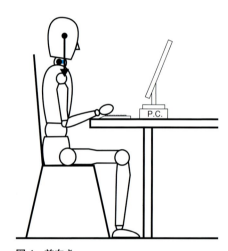

図4　前向き

7 動作中の関節モーメントの理解　　動作時の筋活動について学ぶ

スクワット時の体幹前傾と膝関節伸筋群の関係は？

7–2

問題

スクワットで筋力が弱い人は，体幹を前傾します．また，筋力が強い人でも疲れてくると同様な姿勢になります．その理由を考えてみましょう．

原因は股関節伸筋群への負担と膝関節伸筋群への負担の両方で考える必要がありますが，ここでは膝関節伸筋群への負担だけを考えます．

体幹前傾で膝関節伸筋への負担はなぜ減少するのでしょうか．

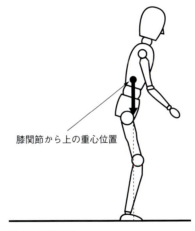

図1　体幹前傾

選択肢

正しい選択肢を選んでください．
- A．大腿直筋の長さが短くなるから．
- B．膝関節を中心として考えた膝関節より上の体重のモーメントアームが短くなるから．

HINT

なし．

解答　B．膝関節を中心として考えた膝関節より上の体重のモーメントアーム長が短くなるから．

解説　膝関節を中心として考えた場合，膝関節より上の身体に作用する重力のモーメントアームは**図2, 3**で明らかなように，体幹前傾で短くなります．膝関節より上の身体の体重は変わりませんので，体幹前傾位で膝関節伸筋群の負荷が減少します．

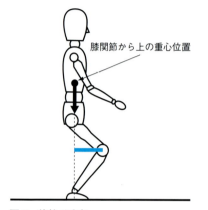

図2　体幹が垂直

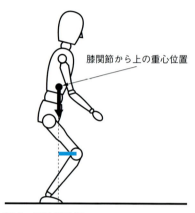

図3　体幹が前傾

7 動作中の関節モーメントの理解 — 動作時の筋活動について学ぶ

立位における前脛骨筋の活動と支持基底面の関係は？

7-3

▶ 国試関連問題　49回 PT 午後 46

問題
両側前脛骨筋の活動が MMT で 0 の場合，立位保持に有効な支持基底面はどのようになるでしょうか．

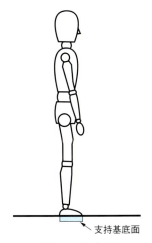

図1　通常の支持基底面

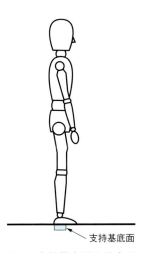

図2　支持基底面の前方が減少した場合

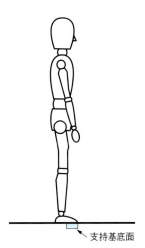

図3　支持基底面の後方が減少した場合

選択肢
正しい選択肢を選んでください．

A．健常人の場合と同じ（図1）
B．前方が減少する（図2）
C．後方が減少する（図3）

HINT
人間の場合，人形のように剛体（形が変化しない物）ではなく，関節を軸心（回転運動の中心）として動きます．

解答　C．後方が減少する（図3）

解説

人の足関節では，筋収縮によって下腿と足部を連結させることによって，足底を支持基底面とすることができます．足関節が連結されることによって，足底に作用する床反力を姿勢制御に利用することができるのです．

床反力と足関節の位置関係から，足関節周囲筋の活動を考えてみましょう．ここではわかりやすくするために，鉛直方向の床反力のみ考えます．まず図4のように，足圧中心点が足関節よりも前方に移動した場合を考えます．この場合は，床反力が足関節を背屈させようとするのに対し，下腿三頭筋が底屈モーメントを発揮し，足関節を固定します．

今度は図5のように，足圧中心点が足関節よりも後方に移動した場合を考えます．この場合は，床反力は足関節を底屈させるモーメントを発生します．私たちは，この底屈モーメントに抗して，前脛骨筋を収縮させ，足関節を固定し，姿勢を保持します．このように，足関節周囲筋で足関節を下腿に連結することで，床反力を利用しています．

では，問題のように前脛骨筋が完全に麻痺した状態ではどのようになるでしょうか．前脛骨筋の収縮が必要とされるのは，足圧中心点が足関節よりも後方に移動し，床反力により底屈モーメントが生じた場合です．この場合は，足関節を固定できず，床反力を姿勢制御に利用することができなくなります．したがって，両側の前脛骨筋が完全に麻痺している場合には，足関節よりも後方の足底は，床には接していますが，有効な支持基底面として利用することができません．このような症例では，代償的に体幹を前傾し，重心を通常の位置よりも前方に移動させ，姿勢を制御することが多いようです．

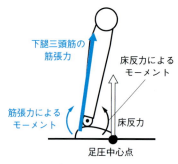

図4　足圧中心点が足関節よりも前方にある場合

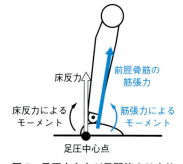

図5　足圧中心点が足関節よりも後方にある場合

7 動作中の関節モーメントの理解　動作時の筋活動について学ぶ

腰掛け座位において足で踏みつけたときに働く筋は？

7-4

問題　体重計は多くの理学療法室・作業療法室にあり，これを工夫して用いることで抗重力方向の運動や重力方向の運動の筋力を定量的に測定でき，非常に便利です．また，運動軸と抵抗部位との距離を測定すればモーメントとして表すこともできます．筋力測定時の重力補正も行えます．

図1のように腰掛け座位で右足底にある体重計を力一杯踏みつけて，ある部位の筋力を測定しています．何筋でしょうか．

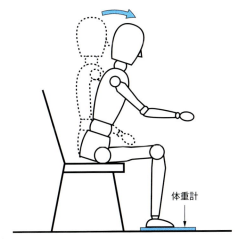

図1　腰掛け座位で体幹の前傾

選択肢　正しい選択肢を選んでください．
　A．股関節伸筋群としての大殿筋とハムストリングスの筋力
　B．膝関節屈筋としてのハムストリングスの筋力

HINT　体重計で測定しているのは真下への力です．

解答 A．股関節伸筋群としての大殿筋とハムストリングスの筋力

解説 この問題の場合，体重計で測定しているのは，図2のように真下への力ですので股関節伸筋群としての大殿筋とハムストリングスの筋力を測定しています．

しかし，この方法では体幹を固定しないため，十分な股関節伸展筋力がある症例については測定することはできません．

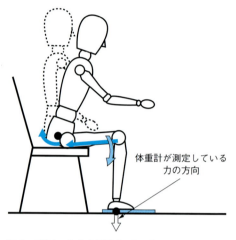

図2 真下への力を測定している

ちなみに，膝関節屈筋としてのハムストリングスの筋力を測定するには手持ち式筋力計が便利です．

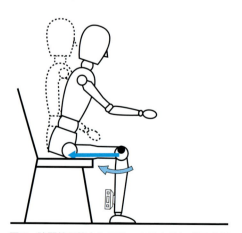

図3 膝関節屈筋としてのハムストリングスの筋力測定

7 動作中の関節モーメントの理解

バランス練習時の身体反応について学ぶ

立位バランス練習で外力を加える位置の影響は？

7-5

問題 理学療法の手技として，立位になっている患者さんを押すことがあります．立位の健常人の骨盤を前から押すと，立位を保持するために，足関節周囲の筋は下腿三頭筋が収縮するでしょうか前脛骨筋が収縮するでしょうか．

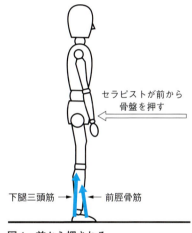

図1 前から押される

選択肢 正しい選択肢を選んでください．
　　A．下腿三頭筋が収縮する．
　　B．前脛骨筋が収縮する．

HINT 前方への床反力を作るために，各筋はどのように作用すればいいでしょうか．

解答 B．前脛骨筋が収縮する．

解説 前方への床反力が大きくなるのは「前脛骨筋が収縮し，下腿三頭筋が弛緩する」です（図2）．

後方への外力を受けた場合，前方への床反力によって姿勢を制御します．前方への床反力を得るために，前脛骨筋を収縮させることにより，前足部の荷重を減少させます．その結果COPは重心よりも後方へ移動し，前方への床反力が生じます．姿勢反射の背屈反応も同様の意味をもちます．

図3は立位で，後方への外力が加わった際のCOPの前後位置，図4は前脛骨筋と腓腹筋の活動です．外力が加えられるとCOPが後方へ移動し，前脛骨筋の活動が増加するのが観察されます．

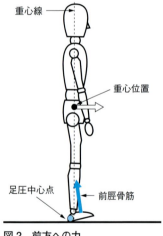

図2 前方への力

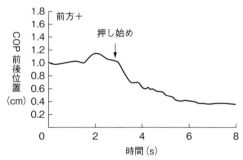

図3 立位で後方へ外力を加えられた際のCOPの移動
COP位置は踵からの相対位置で算出．

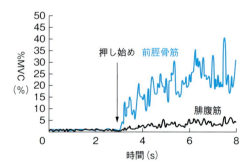

図4 立位で後方へ外力を加えられた際の前脛骨筋と腓腹筋の活動

7 動作中の関節モーメントの理解

バランス練習時の身体反応について学ぶ

立位バランス練習で後方への外力に反応する筋は？

7-6

問題

理学療法の手技として，立位になっている患者さんを押すことがあります．立位の健常人の骨盤を後ろから押すと，立位を保持するために，足関節周囲の筋は下腿三頭筋が収縮するでしょうか，前脛骨筋が収縮するでしょうか．

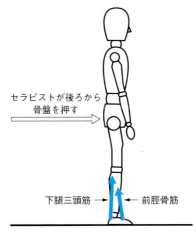

図1　後ろから押される

選択肢

正しい選択肢を選んでください．

A．下腿三頭筋が収縮する．
B．前脛骨筋が収縮する．

HINT

後方への床反力を作るために，各筋はどのように作用すればいいでしょうか．

A．下腿三頭筋が収縮する．

解説 問題7-5の逆です（図2）．後方からの外力に抗するために，COPを前方へ移動させ，後向きの床反力を得る必要があります．そのために，下腿三頭筋を収縮させ，前足部への荷重を増します．

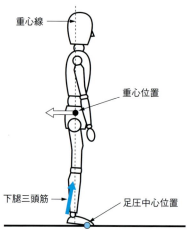

図2　前方への力

コラム7　筋活動と筋力

　動作中の筋活動は，一般的に表面筋電計を用いて分析されています．得られた筋電図と等尺性筋力は比例することが知られており，動作を理解するうえで重要なツールです．本書でも，表面筋電計を用いて計測した筋活動の図が記載されています．筋活動は電圧なので，単位はμVなどのはずですが，注意してみると筋電図のグラフでは，単位が％MVCになっていることが多いです．

　表面筋電図は，骨格筋が活動する際に生じる電位を脂肪などの皮下組織を介して計測するものです．脂肪は電気抵抗が高いため，計測結果に大きな影響を与えます．そのため，異なる対象者や，同じ対象者の異なる筋の活動電位を比較すると，皮下組織の影響なのか，筋の活動電位が異なるかはわかりません．そのため，一般的に最大随意収縮（maximum voluntary contraction，MVC）における活動電位に対して，何％活動しているかを算出し（振幅の正規化），比較します．そのため単位は％MVCになります．

7 動作中の関節モーメントの理解　バランス練習時の身体反応について学ぶ

膝立ち位でのバランス練習で前方への外力に反応する筋は？

7-7

問題 膝立ちになっている患者さんのバランス訓練で，セラピストが後方から押すと，膝関節が屈曲することがあります．患者さんはバランスを取るために膝関節を屈曲させているわけですが，なぜ膝関節を屈曲するとバランスが取れるのでしょうか．

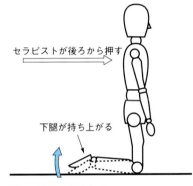

図1　前方へ押される

選択肢 正しい選択肢を選んでください．

A．圧中心が前方へ移動し，大腿から上の部分に後方へのモーメントが生じる．
B．ハムストリングスの収縮で下腿の重量がカウンターウェイトとして働く．
C．上記の両方とも正解である．

HINT 後方への床反力はどのようにして生じるのでしょうか．また，ハムストリングスの収縮はどのような力を及ぼしているのでしょうか．

解答　C．上記の両方とも正解である．

解説　まず，静止時と後方から押されたときの圧中心がどうなるかを考えてみましょう．図2は膝立ち位を保持している場合の圧中心です．

後ろから押され，下腿が屈曲すると圧中心は前方へ移動します（**図3**）．圧中心と重心線の位置がずれると床反力は上後方を向くため，後方からの外力に対して姿勢を保持することができます．

また，ハムストリングスの収縮で挙上された下腿の重量はカウンターウェイトとして姿勢の保持に寄与します（**図4**）．

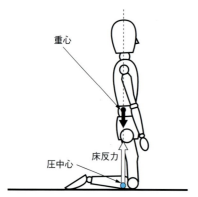

図2　膝立ち位保持

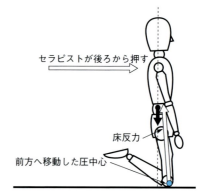

図3　圧中心の前方への移動

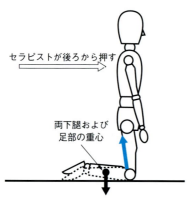

図4　ハムストリングスの収縮

7 動作中の関節モーメントの理解 — 前傾位の腰への負担について学ぶ

中腰が腰部の負荷に与える影響は？ 7-8

問題　腰痛のある症例に対しては，体幹を前傾位で保持する中腰の姿勢は避けるように指導します．その理由の一つは，脊柱起立筋の活動が大きくなりやすく，負荷が大きいからです．

それでは，体幹を前傾した中腰の姿勢で，脊柱起立筋への負担が増加する主な原因は何でしょうか．

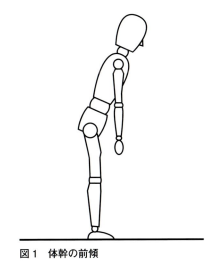

図1　体幹の前傾

選択肢　正しい選択肢を選んでください．
　A．上半身のモーメントアームが長くなるから．
　B．脊柱起立筋が伸長されるから．

HINT　L5-S1間を中心としたモーメントを考えてください．

解答　A．上半身のモーメントアームが長くなるから．

解説　ここではわかりやすいようにL5-S1間を中心としたモーメントを考えます．L5-S1間は，それよりも上にある上半身を支えています．体幹を前傾すると上半身の重心が前方に移動するため，重力によりL5-S1間を中心とした屈曲モーメントが生じます（図2）．この姿勢を保持するために，脊柱起立筋が活動し，伸展モーメントを生じます．脊柱起立筋のL5-S1間に対するモーメントアームは短いため，発揮する筋力は上半身に作用する重力よりも大きい値となります．そのため，中腰の姿勢は，脊柱起立筋にとって負荷の大きい姿勢となります．前傾角度が大きくなるほど，上半身重心とL5-S1間の距離（モーメントアーム）が長くなるため，脊柱起立筋の負荷が大きくなります．

また，脊柱起立筋の張力はL5-S1間を圧縮しますので，関節応力も増大します．L4-L5間に，圧力センサーを挿入した報告では，体幹の前傾によって，圧力が静止立位の2.2倍に増加したと報告されています[1]．

その他にも，中腰の姿勢が腰部への負担を増加させる原因はいくつかあります．図3に示すように，上半身に作用する重力は体幹の長軸方向とそれに直交する方向の2つの力に分解できます．長軸方向の力は，L5-S1間を圧縮する力となり，もう1つの力はS1に対してL5を前方に押し出す力（剪断力）となります．また，体幹の前傾に伴う腰椎前弯の減少は，髄核を後方に移動させる力を生じます．これらのストレスも腰痛に関連するとされています．

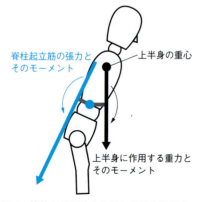

図2　体幹の前傾位の保持に必要な筋張力

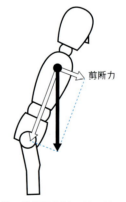

図3　体幹の前傾位保持に伴う剪断力

1) Wilke HJ, et al：New in vivo measurements of pressures in the intervertebral disc in daily life. Spine (Phila Pa 1976) 24：755-762, 1999

7 動作中の関節モーメントの理解

物を持ったときの腰の負担について学ぶ

回旋を伴うリフト動作時に働く腰部の筋は？

7-9

問題 右下にある重い箱を持ち上げるために，体幹を右に回旋・屈曲させ（図1），体幹を元に戻して，持ち上げました（図2）．そのとき，腰に痛みが走りました．痛くなった腰部の筋は右でしょうか左でしょうか．より痛くなったと考えられるほうを答えてください．

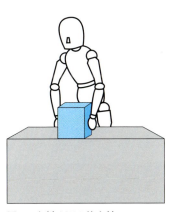

図1 右斜め下の箱を持つ

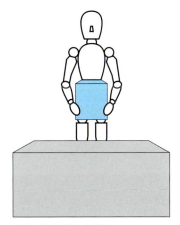

図2 箱を持ち上げる

選択肢 正しい選択肢を選んでください．

A．右
B．左

HINT L5-S1間を中心としたモーメントで考えてください．

解答　B．左

解説　このようなことは自分で経験したり，そのような症例の方がいたりすると思います．また，腰痛の患者教育では必ず教えることですが，その生体力学的意味はご存知でしょうか．

まず，前方にある物を持ち上げるときは，体幹背部の筋が作用することは理解されていると思います．

次に，重い箱を持ち上げた直後のL5-S1間を中心とした正面から見たモーメントで考えてみましょう（図3）．

正面から見て，上半身の重心や箱の重心はL5-S1間より右にありますので，反時計回りのモーメントを発生します．これに対抗する時計回りのモーメントを発生しているのは，L5-S1間より左にある左側の背筋です（図4）．

体の正面で持ち上げれば，両側の背筋を同程度使うので，各筋への負担は減少します．

本来は行った運動を前額面，矢状面，水平面の3次元のベクトルに分解し，その各々について解説すべきだと考えますが，大きな力は重力によるものですから水平面の解説は省略しました．

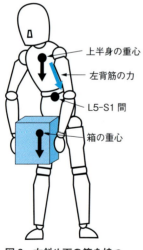

図3　右斜め下の箱を持つ

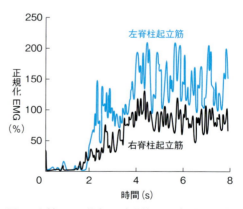

図4　右斜め下の箱（10 kg）を持ち上げたときの脊柱起立筋の活動
筋活動は同じ箱を正中位で持ち上げ保持した際の筋活動で正規化．

8

椅子からの立ち上がり

> 学習目標
>
> 立ち上がり動作と重心の移動について学ぶ

　第8章では椅子からの立ち上がりに関する問題を集めました．立ち上がり動作は日常生活でも欠かせない動作で，力学的に理解することは治療に役立つと思います．

　椅子に腰掛けているとき，床面に対して力を加えているのは殿部と足部になります．そのため，床反力は殿部と足部について考える必要があります．この章では，立ち上がりの準備段階として体幹などの動作から始まり，殿部の床反力，足部の床反力へと問題は進んでいきます．このような考え方は他の動作にも応用できますので，問題を全て解いた後にもう一度，動作の流れを確認してみてください．

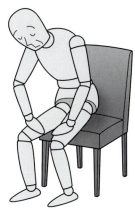

🔍 KEY WORDS

関節反力：床反力は第3章で説明しましたが，人が床から受けている力のことでした．反力は同じ意味で使用していますので，関節反力は関節が受けている力のことを指します．コラム8（pp135-136）で説明しているように，関節の部位によって関節反力を細かくみていくと，関節の変形に対しても対処法が考えやすくなるかもしれません．関節の形状が変化して接触面積が変われば，単位面積あたりの圧力も変わるので，わからない部分もあると思いますが，接触による痛みなどを考えるのにも関節反力は有用だと思います．

外的モーメント：外的モーメントとは，重力のような外力によって発生する回転させる力のことを指します．外的モーメントは床反力などから計算できますので，これまでの問題にあったモーメントの多くは外的モーメントのことです．

内的モーメント：内的モーメントとは，筋張力などの内的な力によって発生する回転させる力のことで，前述の関節反力を考えるのに役立ちます．

剛体リンクモデル：第7章で人の身体を剛体と仮定したと説明しましたが，正確には剛体リンクモデルで考えています．剛体リンクモデルとは，人の身体を関節で接続された剛体の連結体と考えるモデルです．各剛体はセグメントまたは体節と呼ばれていて，剛体であれば第1章で説明した質量中心が容易に求められます．これまでの問題で関節のモーメントを計算してきましたが，全て剛体リンクモデルで考えています．

筋骨格モデル：筋骨格モデルは，剛体リンクモデルをさらに発展させたものといえます．肘の屈曲を考えると，肘を屈曲させる筋はいくつかあり，それらの筋作用の総和として肘の屈曲が起こります．また，反対に肘を伸展させる筋は肘の屈曲で伸ばされるので抵抗として働きます．全体として剛体リンクモデルの屈曲モーメントが発生しているのですが，関与する各筋の働きまで考えるのが筋骨格モデルになります．

最適化法：前述の筋骨格モデルでは，複数の筋が関与しているので，全体として発揮するモーメントは同じでも各筋で考えればさまざまな組み合わせが考えられます．この組み合わせを考えるときに使用されるのが最適化法という考え方です．各筋の働きは，脳神経系からの指令で調節されていると考えられます．脳神経系による調節では「1つの筋に大きな負荷がかかるような不合理なことはしないだろう」と仮定して，合理的な選択と考えられる，筋活動の総和を最小化するような組み合わせを使用しているようです．

8 椅子からの立ち上がり

立ち上がり動作と重心の移動について学ぶ

体幹の前傾開始時に働く股関節周囲筋は？　8-1

問題 背もたれに寄りかかった座位（図1）から立ち上がるときに，立ち上がる前に体幹を垂直にする必要があります（図2）．その前傾の開始時に肘掛があれば，肘掛を上肢で引いて体幹を前に傾けることができますし，肩関節を屈曲し，上肢の重さをカウンターウェイトとして用いて体幹屈曲もできます．

しかし，よく行う方法では上肢の力を使わないで体幹を前傾させ始めます．この場合，どこの筋力を使っているでしょうか．当然，体幹屈曲筋群は使いますがそれ以外の筋はどこでしょうか．

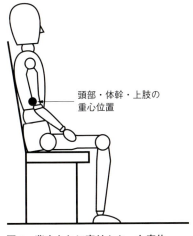

図1　背もたれに寄りかかった座位

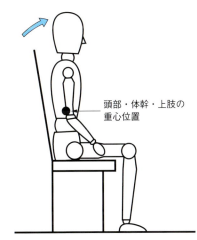

図2　体幹を垂直にした座位

選択肢 正しい選択肢を選んでください．

A．股関節屈筋群
B．股関節伸筋群

HINT 両下肢をカウンターウェイトにします．

解答　A．股関節屈筋群

解説　体幹の前傾開始時の股関節周囲筋の活動を考えます．ここでは，頭部，体幹，上肢を含む上半身が，股関節を回転中心として前傾するものとします．背もたれに寄りかかった座位では，上半身の重心は股関節よりも後方にあるため，重力は上半身を後傾させるモーメントを生じます．動作開始前は，このモーメントによって，上半身が背もたれに押し付けられていることになります．

　股関節屈筋群は，腰椎や骨盤と大腿骨を連結します．股関節屈筋群の筋張力は，両者を引き寄せるので，体幹（骨盤）を前傾させ，同時に股関節を屈曲します．背もたれに寄りかかった座位において，重力が上半身を後傾させるモーメントよりも，股関節屈筋群による前傾モーメントが大きくなると，上半身が前傾を開始します（**図3**）．

　この動作を行うためには，図中の青の体節がカウンターウェイトとして作用することが必要です．上半身の後傾角度が大きく，重力による後傾モーメントが大きい場合には，逆に両下肢が挙上されることになります．

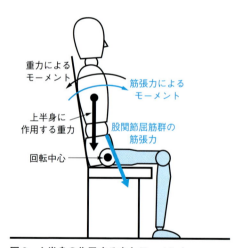

図3　上半身の作用する力とモーメント

8 椅子からの立ち上がり

立ち上がり動作と重心の移動について学ぶ

立ち上がり時の重心の移動は？ 8-2

▶国試関連問題　42回PT専門18，46回PT午後6

問題　健常人が膝関節90°屈曲位から立ち上がる場合の重心移動は，図1の青い線のようになります．座位での重心位置は薄い灰色の●，殿部離床では濃い灰色の●，立位では黒い●です．立ち上がりの前半では重心は前方への移動が主で，後半は上への移動が主となります．

立ち上がりの前半に重心を前方へ移動させているのは，主にどこのどのような動きでしょうか．

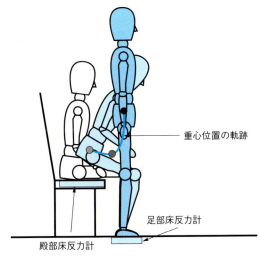

図1　足部床反力

選択肢　正しい選択肢を選んでください．
A．体幹の屈曲（両股関節を運動軸とした体幹の前方への傾斜）
B．膝関節の伸展

HINT　立ち上がりの初期には，重心は前方への移動だけでなく，下方へも移動しています．

解答 A．体幹の屈曲（両股関節を運動軸とした体幹の前方への傾斜）

解説 立ち上がる前の身体各部の重心位置を**図2**に示します．各々，頸も含む頭部重心位置，体幹重心位置，両上肢重心位置，両下肢重心位置，全身重心位置だとします．

図3の殿部離床時には体幹の屈曲（前傾）で，頭部，体幹，上肢の重心は前方に移動し，その結果，全身の重心が前方へ移動します．

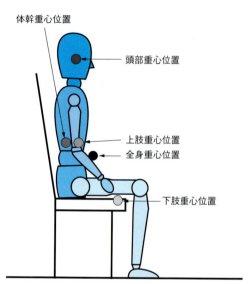

図2 座位での身体各部の重心位置

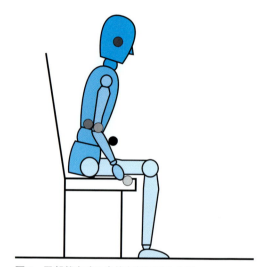

図3 殿部離床時の身体各部の重心位置

8 椅子からの立ち上がり

立ち上がり動作と重心の移動について学ぶ

体幹前傾と重心移動の関係は？

8-3

問題 立ち上がりの指導では体幹を前傾して行うように指導します．その利点として，膝関節の伸展モーメントの減少があります．それ以外に重心の前方への移動距離の観点から考えた場合，どのような利点があるでしょうか．直立座位から開始した場合と，体幹を前傾した座位から開始した場合を比較してください．

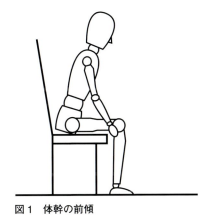

図1　体幹の前傾

選択肢 正しい選択肢を選んでください．

A．重心が直線的に移動する．
B．重心の前後への移動距離が短くなる．

HINT なし．

B．重心の前後への移動距離が短くなる．

解説 図2と図3で比べてください．体幹を前傾することで，重心が前方にある状態から立ち上がることができます．

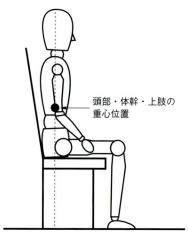

図2 体幹を前傾しない場合

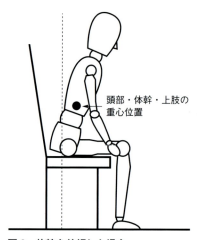

図3 体幹を前傾した場合

8 椅子からの立ち上がり

立ち上がり動作と重心の移動について学ぶ

両手を組んで体幹の前方で保持する利点は？

8-4

問題 片麻痺患者の方の立ち上がりの指導では，立ち上がる前から両手を組んで体幹の前方で保持する方法をよく指導します（図1）．この方法について重心の前方への移動距離の観点から考えた場合，どのような利点があるでしょうか．

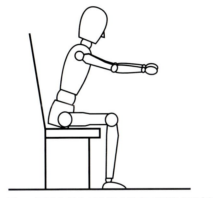

図1 両手を組んで体幹の前方で保持する方法

選択肢 正しい選択肢を選んでください．

A．重心の前後方向での移動速度が速くなる．
B．重心の前後方向での移動距離が短くなる．

HINT 重心位置の合成です．

解答 B．重心の前後方向での移動距離が短くなる．

解説 両上肢を下にした図2よりも両上肢が前方の図3のほうが，両上肢の重心位置は前方になります．その他の条件が同じであれば，両上肢を前方にした図3のほうが全体の重心が前になり，立ち上がるための重心の前後方向での移動距離が短くなります．

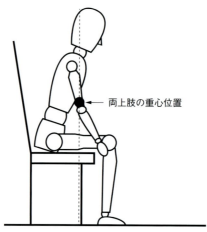

図2 両上肢が下

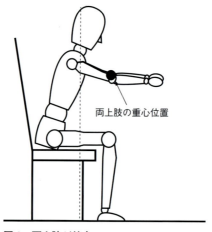

図3 両上肢が前方

8 椅子からの立ち上がり

立ち上がり動作と重心の移動について学ぶ

浅く腰掛けて両足を手前に引く利点は？　8-5

問題　立ち上がりの指導では浅く腰掛け，両足を手前に引くことを指導します．浅く腰掛け，両足を手前に引くことは重心の移動距離の観点から考えた場合，どのような利点があるでしょうか．

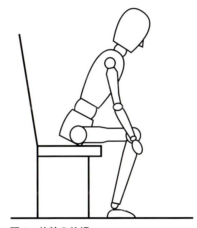

図1　体幹の前傾

選択肢　正しい選択肢を選んでください．
　　A．重心の移動なしに立位になれる．
　　B．重心の前後への移動距離が短くなる．

HINT　なし．

解答　B．重心の前後への移動距離が短くなる．

解説　図2では全身の重心位置と重心線を示していますが，この場合踵に重心線があり，前方へはもう少しだけ重心を移動するだけでよく，後は上方への重心移動となります．したがって，重心の前方への移動は少なくなりますが，上方には移動します．

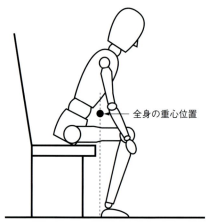

図2　全身の重心位置

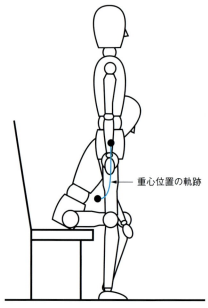

図3　重心の移動

8 椅子からの立ち上がり　　立ち上がり動作時の床反力について学ぶ

立ち上がり時の殿部床反力の前後成分は？　8-6

問題　立ち上がり時の殿部床反力について考えます．ここでは前後成分について考えます．
図1のように立ち上がり動作で，体幹を前傾する際の殿部床反力の前後成分は前向き（濃い青の矢印）でしょうか，ゼロ（黒い矢印）でしょうか，後ろ向き（薄い青の矢印）でしょうか．なお，各矢印は垂直成分と前後成分を合成した床反力です．

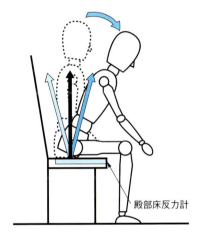

図1　殿部が椅子から離れる少し前

選択肢　正しい選択肢を選んでください．
- A．前向き（濃い青の矢印）
- B．ゼロ（黒い矢印）
- C．後ろ向き（薄い青の矢印）

HINT　立ち上がりの補助で，どの方向に手で押せば立ち上がれるか考えてみてください．

解答　A．前向き（濃い青の矢印）

解説　椅子からの立ち上がりで上肢による補助を考えると，手を座面について，斜め後下方向に押すと立ち上がりやすいと思います．床反力はその力の反力ですから，殿部が椅子から受ける反力は**図2**の濃い青色の矢印のように，前向きになります．薄い青色の矢印は前後方向への分力になり，体幹を前方へ推進しています．

図3は健常若年者が立ち上がる際の殿部の床反力を計測したものです．動作開始より，徐々に前方へ反力が生じているのがわかります．

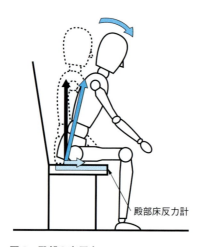

図2　殿部の床反力

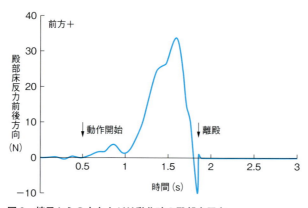

図3　椅子からの立ち上がり動作時の殿部床反力
体重50 kgの健常若年者が高さ40 cmの椅子から立ち上がる際の殿部の床反力．

8 椅子からの立ち上がり　　立ち上がり動作時の床反力について学ぶ

重心を前方へ移動する方法は？　　8-7

問題　健常人の立ち上がりでは，殿部が座面から離れた直後に膝が前方へ移動します．
膝関節伸展筋力は強いが足関節背屈の制限があり，立ち上がり時に下腿を前方へ動かせない患者さんの多くはどのようにして立ち上がるでしょうか．**正解を2つ選んでください**．

なお，健常人の場合は実験的に両足関節背屈制限をしても，素早く体幹を大きく前傾させることで前方への力を発生させ，立ち上がれます．

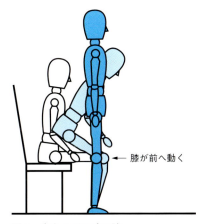

図1　立ち上がり時の膝

選択肢　正しい選択肢を2つ選んでください．

A．固定した物（例えば平行棒）を引いて立ち上がる．
B．座面を真下に押して立ち上がる．
C．座面を斜め後ろに押して立ち上がる．
D．両手を膝の上に置き，両膝を押して立ち上がる．

HINT　通常の立ち上がり動作では，体幹の前傾で，前方への殿部床反力を発生させます．

解答
A．固定した物（例えば平行棒）を引いて立ち上がる．
C．座面を斜め後ろに押して立ち上がる．

解説　健常人の立ち上がりにおける重心移動は，問題8-2で示したように前半が前方へ，後半は上方への移動が主になります．後半の上方移動では重心が足部の上方，つまり支持基底面内にあれば安定した動作が可能になるのですが，足関節背屈制限があると膝が前に移動できない（図2）ため，重心を支持基底面内に移動するのが困難になります．そのため，足関節背屈制限がある場合の立ち上がりでは，重心を前方へ移動させるために通常よりも大きな力が必要になります．足関節背屈制限がある患者さんは，平行棒を引くことによって重心を前方へ移動させる力を得て（図3）立ち上がることができます．

また，座面を斜め後ろに押しても，椅子が固定されていれば前方への反力が上肢に作用しますので立ち上がれます．

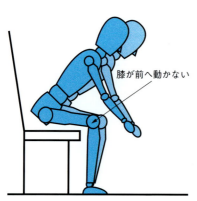

図2　足関節背屈制限がある場合の立ち上がり時の膝

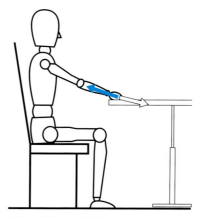

図3　反作用で体が前に引かれる

8 椅子からの立ち上がり　　立ち上がり動作時の床反力について学ぶ

殿部離床時の足部床反力は？　　8-8

▶国試関連問題　45回 OT 午後 2

問題　立ち上がり時，殿部が座面から離れた瞬間の足部床反力について考えます．図1のように立ち上がり動作で，殿部が椅子から少し離れたときの足部床反力の前後成分は前向き（濃い青色の矢印）でしょうか，ゼロ（黒い矢印）でしょうか，後ろ向き（薄い青色の矢印）でしょうか．なお，各矢印は垂直成分と前後成分を合成した床反力です．

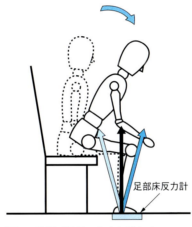

図1　殿部が椅子から少し離れる

選択肢　正しい選択肢を選んでください．
　A．前向き（濃い青色の矢印）
　B．ゼロ（黒い矢印）
　C．後ろ向き（薄い青色の矢印）

HINT　歩行時のローディングレスポンスにおける床反力前後成分と同じです．

解答 C. 後ろ向き（薄い青色の矢印）

解説 立ち上がりでは，殿部で生じた**図2**の薄い青色の矢印の前方への推進力にブレーキをかけないと支持基底面上に重心を保持できません．ブレーキをかけているのが**図3**の濃い青色の矢印の床反力です．

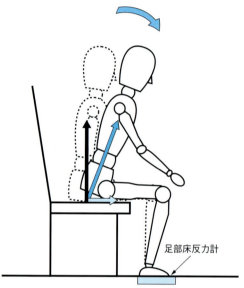

図2　殿部離床前の反力

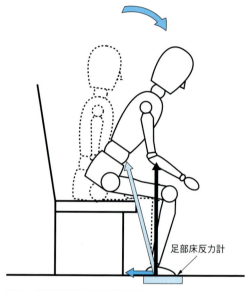

図3　殿部離床後の足部床反力

8 椅子からの立ち上がり　　立ち上がり動作時の床反力について学ぶ

足部が前方にあるときの足部床反力は？　　8-9

問題　立ち上がり時，殿部が座面から離れた瞬間の足部床反力の前後成分は両足の位置が通常（図1）より前方（図2）だとどうなるでしょうか．

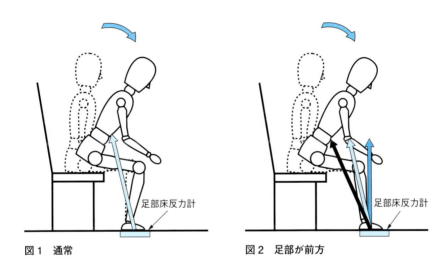

図1　通常　　　　　　　　図2　足部が前方

選択肢　正しい選択肢を選んでください．
- A．後向きだった床反力が少し前に向く（濃い青色の矢印）
- B．変化しない（薄い青色の矢印）
- C．より後ろ向きになる（黒い矢印）

HINT　足部が前方になると重心の前方への移動距離が長くなります．

解答 C. より後ろ向きになる（黒い矢印）

解説 足部が前方になると重心の前方への移動距離が長くなります．そのため，立ち上がりの前半（殿部離床まで）で体幹の前屈速度を速くして，前方への大きな推進力を発生させる必要があります．そのため立ち上がりの後半（殿部離床から）で，後方向へのブレーキも大きくする必要があります．このことを足部床反力で考えると後方成分が大きくなり，より後ろ向きの床反力になります．

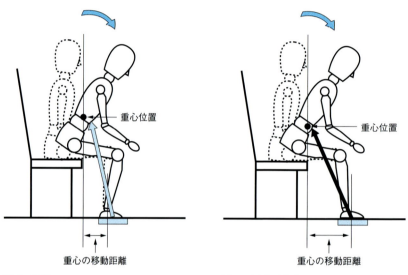

図3　通常　　　　　　　　　図4　足部が前方

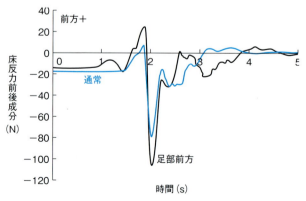

図5　立ち上がり動作時の足部床反力前後成分
健常若年者（67 kg）の通常の立ち上がりと，足部が前方に位置した立ち上がり時の足部の床反力前後成分．

8 椅子からの立ち上がり

立ち上がり動作時の床反力について学ぶ

殿部離床時の足関節背屈筋群による作用は？

8-10

▶ 国試関連問題　47回 PT 午後 28

問題　健常人の立ち上がりを観察すると，殿部が座面から離れる瞬間に前脛骨筋が活動します．この足関節背屈筋群による作用は何でしょうか．床反力の変化を足関節背屈筋群が収縮していない場合と比較して考えてください．

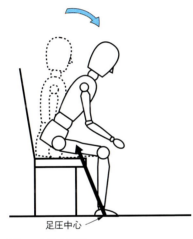

図1　全足底接地

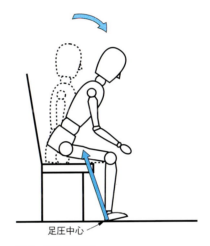

図2　足関節背屈

選択肢　正しい選択肢を選んでください．

A．変化しない．
B．床反力の後方成分が減少する．

HINT　足を引いて立ち上がるのと同じです．

解答 B．床反力の後方成分が減少する．

解説 図3で，全体の重心位置が黒い丸だとします．足圧中心はどこにあるかわかりませんが，足関節背屈筋群が収縮していませんので，足関節底背屈軸よりは前方になります．そのときの床反力は黒い矢印になり，後方成分は青い矢印になります．

背屈位の場合は図4に示すように足圧中心は踵付近にありますので，床反力は黒い矢印になり，後方成分は青い矢印になります．立ち上がりの速度などの条件が同じであれば，図4の後方成分は図3と比較すると短くなります．

立ち上がりのときに足を引いて立ち上がると立ち上がりやすくなりますが，変化は小さいながらもそのことと同じ作用が考えられます．

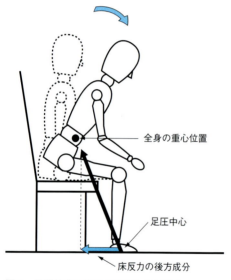

図3 足関節背屈筋群が収縮しない場合

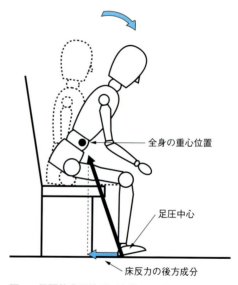

図4 足関節背屈筋群が収縮した場合

8 椅子からの立ち上がり

立ち上がり動作時の床反力について学ぶ

殿部離床時の足関節背屈による床反力の変化は？

8-11

問題 問題 8-10 で，健常人の立ち上がり時において，殿部が座面から離れた瞬間に足関節を背屈できれば，足部床反力の後方成分が減少することがわかりました．足部床反力の後方成分が減少することはどのような利点があるでしょうか．

問題 8-8 で，立ち上がり時の床反力の前後成分について説明しました．内容は「殿部で生じた図1の薄い青色の矢印の前方への推進力にブレーキをかけないと支持基底面上に重心を保持できません．ブレーキをかけているのが図2の濃い青色の矢印の床反力です」でした．

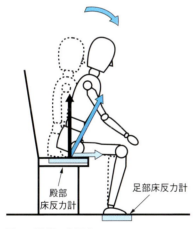

図1 殿部の床反力

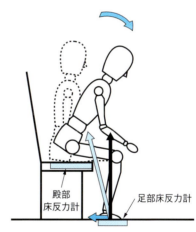

図2 足部床反力

選択肢 正しい選択肢を選んでください．

A．図1の殿部離床のときの殿部床反力の前方成分が小さくてすむ．
B．図1の殿部離床のときの殿部床反力の上方成分が小さくてすむ．

HINT 最後は静止するように立ち上がります．

A．図1の殿部離床のときの殿部床反力の前方成分が小さくてすむ．

解説　立ち上がり動作で最終的に安定した立位となるには，重心を前方へ移動させる推進力が大きくなれば，ブレーキの力も大きくなる必要があります．足関節背屈抑制をした場合は，推進力を示す殿部離床時の前方成分が大きくなり，ブレーキの力である足部の床反力の後方成分も大きくなります（図3）．安定した立ち上がり動作では，ブレーキの力である足部の床反力の後方成分が小さくなれば，推進力である殿部離床時の前方成分も小さくなります．

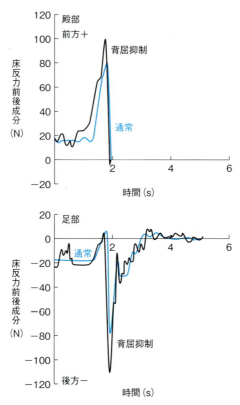

図3　足関節の背屈を制限した際の立ち上がり時の床反力前後成分
健常若年者（67 kg）の通常の立ち上がりと，足関節背屈を抑制した立ち上がり動作時の殿部と足部の床反力．

コラム8　関節モーメントと関節反力

　いくつかの問題で，関節モーメントから筋の活動を推測する方法を確認しました．筋は関節をまたいで付着しています．そのため，筋が収縮すると，その筋が付着する骨どうしを引き寄せる力が生じます．下肢では，荷重による力に，この筋による収縮力が加わり，関節反力が大きくなることが知られています[1]．文献により異なりますが，歩行時の股関節の関節反力は体重の約3倍，大腿脛骨関節では体重の約2.5～3倍とされています[2,3]．関節反力を考えるときも，関節モーメントの考え方があると便利です．ここでは膝関節に作用する関節モーメントと，関節反力の関係について考えてみましょう．

　まず，しゃがみ込む際の膝蓋大腿関節に作用する関節反力を考えてみます．しゃがみ込みの際は，深くしゃがみ込むほど膝関節中心点が床反力から離れてしまうため，大腿四頭筋による伸展モーメントが必要です．大腿四頭筋の張力は膝蓋腱を介して脛骨に作用します．図1のように，大腿四頭筋と膝蓋腱は膝蓋骨を牽引します．両者の合力が膝蓋骨を大腿骨に圧縮する力になります．膝関節屈曲が大きくなるほど，大腿四頭筋の張力が大きくなり，また大腿四頭筋と膝蓋腱が鋭角になるため，膝蓋大腿関節の関節反力が大きくなることがわかります．

　今度は，歩行時の大腿脛骨関節の関節反力について考えます(図2)．歩行時に，大腿脛骨関節の関節反力は，脛骨の内側顆と外側顆に等しく作用するわけではありません．問題9-6で説明しますが，膝関節には外的な内反モーメントが生じています．そのため，外側顆よりも内側顆に作用する力が大きいことが報告されています．内側顆には外側顆のおよそ2倍程度の負荷がかかるとする報告もあります[4]．内側顆の反力が大きいことは，変形性膝関節症で内側型が多いことと関連しています．

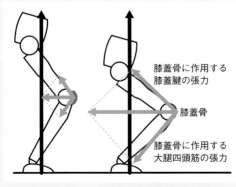

図1　しゃがみ込み時に膝蓋大腿関節に作用する力

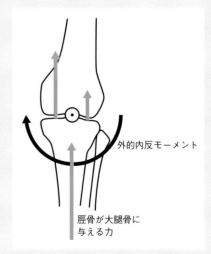

図2　ミッドスタンスにおける膝関節反力

最後に，股関節の関節反力について考えます．ここではわかりやすくするために，鉛直方向の力による股関節まわりのモーメントについて考えます．歩行中の右片脚支持時には，身体（右下肢を除く）に作用する重力によるモーメント（内転方向）と外転筋によるモーメント（外転方向）が釣り合う必要があります（**図 3a**）．股関節外転筋のモーメントアームは重力によるモーメントアームよりも短いため，その張力は重力よりも大きくなります．股関節に作用するのは，身体に作用する重力と外転筋の張力の和になります．この力が，寛骨臼が大腿骨頭を押す力になります．また，寛骨臼はその反力を大腿骨頭から受けています．杖を使用すると，股関節の負荷を軽減できることが知られています．杖の床反力は，股関節の外転モーメントを補助します（**図 3b**）．そのため，股関節外転筋の張力が減少し，結果として股関節の関節反力が軽減します．杖に体重の 10％を荷重すると，外転筋の活動が約 30％低下し，股関節の関節反力も約 35％低下したと報告されています[5]．

　このように，関節モーメントの考え方を利用すると，関節反力を理解することができます．

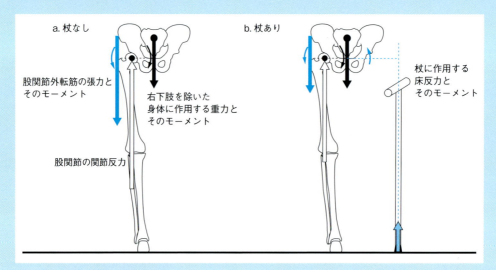

図 3　杖の使用と股関節の関節反力

1) Shelburne KB, et al：Contributions of muscles, ligaments, and the ground-reaction force to tibiofemoral joint loading during normal gait. J Orthop Res 24：1983-1990, 2006
2) Kutzner I, et al：Loading of the knee joint during activities of daily living measured in vivo in five subjects. J Biomech 43：2164-2173, 2010
3) Stansfield BW, et al：Direct comparison of calculated hip joint contact forces with those measured using instrumented implants. An evaluation of a three-dimensional mathematical model of the lower limb. J Biomech 36：929-936, 2003
4) Halder A, et al：Influence of limb alignment on mediolateral loading in total knee replacement：in vivo measurements in five patients. J Bone Joint Surg Am 94：1023-1029, 2012
5) Neumann DA：Hip abductor muscle activity as subjects with hip prostheses walk with different methods of using a cane. Phys Ther 78：490-501, 1998

8 椅子からの立ち上がり

立ち上がり動作時の床反力について学ぶ

立ち上がり時の床反力垂直成分の変化は？　8-12

問題　椅子から立ち上がるとき，身体の重心位置を垂直方向で考えると，一度下がってから上がります（図1）．それでは椅子から立ち上がるときの床反力全体の垂直成分はどのようになるでしょうか．素早く行ったときのことを考えてください．

※椅子の重さは除去してあります．

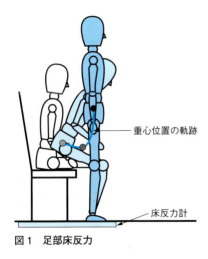

図1　足部床反力

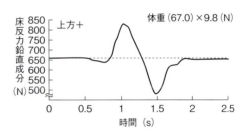

図2　床反力1

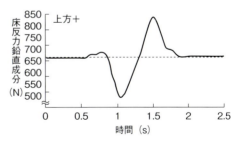

図3　床反力2

選択肢　正しい選択肢を選んでください．

A．図2が正しい．
B．図3が正しい．

HINT　重心位置が上方向へ加速されているときの床反力は体重以上になります．

A．図2が正しい．

 問題6-2の解答を参照してください．重心の加速度を考えると，床反力を理解することができます．静止座位から体幹を前傾すると，重心は下方に移動します．このときの重心の垂直方向の加速度は下向き（負，**図2**：0.6〜0.8 s）となります．その後，膝関節と股関節の伸展により重心は上方への移動を開始します．このときの重心の加速度は上向き（正，**図2**：0.8〜1.3 s）となります．立ち上がり動作の終わりでは，重心は静止するために減速しますので，重心の加速度は下向き（負，**図2**：1.3〜2.0 s）となります．重心の加速度は床反力によって生じますので，床反力の波形は重心の加速度の波形と同じようになります．

コラム9　関節モーメントと筋張力

　内的な関節モーメントは，主に筋張力によって生じます．したがって，関節モーメントがわかると，各筋の張力も算出できるように考えられます．しかし，実際には，筋張力を算出することは困難です．例えば，プレスウィングにおける股関節について考えてみます（**図1**）．この時期には，股関節の内的モーメントは屈曲となります．股関節の屈曲には大腿直筋，大腰筋，腸骨筋，長内転筋，大腿筋膜張筋など多くの筋が関与するため，どの筋がどの程度関与するかはわかりません．

　研究領域では，筋骨格モデルを用いたシミュレーションを用いて，各筋の張力を算出しています．筋骨格モデルとは，剛体リンクモデルに加え，筋の走行や筋の収縮様式（長さ−張力曲線や速度−張力曲線）をモデル化したものです．そして，人は運動課題を実行するための筋活動が最小になるよう制御していると仮定して（最適化法），各筋の張力や関節反力を算出します．

　臨床では，**問題10-1**で説明するように単関節筋と二関節筋に分けて考えるとよいと思います．

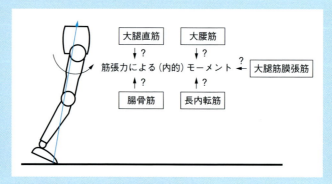

図1　関節モーメントからの筋張力の予測

| 8 | 椅子からの立ち上がり | 立ち上がり動作時の床反力について学ぶ |

腕の振りが立ち上がりに与える影響は？

8-13

問題 立ち上がりのときに腕を振ったほうが立ち上がりやすくなります．その原因を調べるために，座位で床反力計の上にて腕を後方から前に振りました．腕の振り方は，できるだけ速く振り，急に止めました．床反力計の前後成分はどのように変化したでしょうか．前方をプラスと考えて解答してください．

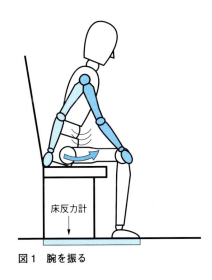

図1 腕を振る

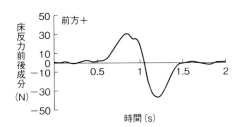

図2 床反力の前後成分1

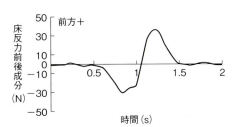

図3 床反力前後成分2

選択肢 正しい選択肢を選んでください．
A．図2が正しい．
B．図3が正しい．

HINT 上肢を上に上げるとき，最初は下方向への力が大きくなりました．

解答　A．図2が正しい．

 解説　図2は実際に上肢を振った際の殿部と足部の合成の床反力です．上肢が前方へ加速しているとき，体幹へは後方への力が作用します．減速しているときは前方への力が体幹へ作用します．

その体幹への力は摩擦で止められ，止める力が床反力になりますので，床反力は最初に前方となります．

上肢を前方へ振るという動作は，全身重心を前方へ移動する動作です．たとえ身体の一部であっても，質量の移動に伴い全身重心が移動します．静止状態からの重心の移動には加速度が生じますので，床反力に影響します．

最初は床反力が前方を向いているので身体全体の重心を前に加速し，動作の後半では，前方への重心移動を止めるために床反力は後方を向きます．

9

歩行

学習目標

歩行時の運動力学について学ぶ

　第9章では歩行に関する問題を集めました．歩行に関する説明は多くの本に示されていると思います．問題を解くことでそれらを確認してみてください．

　この章の最初は歩行全体に関する問題，次に歩行周期を分けてそれぞれの関節モーメントを考えています．最後に平行棒や杖を使用した歩行，横歩きについての問題になっています．臨床において歩行の自立を目標として治療を行うことが多くあります．歩行の力学的な理解は重要ですので，他の章より問題数も多くなっています．コラムや解説もよく読んで，歩行の力学を理解してください．

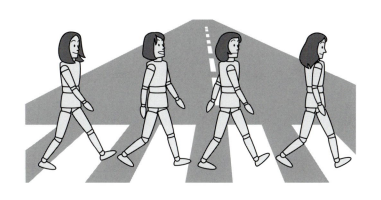

KEY WORDS

偶力：コラム10（p144）で説明していますが，偶力とは向きが反対で大きさが等しく平行な2つの力で，同一直線上にないものを指します．この力によってモーメントが生じますので，身体に作用する力を考えるときには必要になります．運動として動きが生じていない場合でも，姿勢保持などに関与することがありますので知っておくと理解が深まります．

逆運動力学：三次元動作解析装置などを使用して，身体の動きを分析すると，身体の変位，速度，加速度がわかります．また，剛体リンクモデルにあてはめれば，各セグメントの質量中心や重量がわかりますので，各関節に作用するモーメントを算出することができます．このように結果としての動作を分析することから，各関節に作用する力などを算出する方法を逆運動力学といいます．その逆の順動力学は結果としての運動を，筋力や関節モーメントなどから算出する方法です．運動の元となる筋力は脳神経系による調節を受けており，複数の筋作用を調節しているので推定することが難しくなります．順動力学では計算に必要な情報をそろえるのが難しいため，動作解析の多くは逆運動力学によって行われています．

デュシャンヌ歩行：デュシャンヌ歩行とは，荷重時に体幹を患側に傾けることにより，重心線を回転の中心である大腿骨骨頭に近づけて，少ない股関節外転筋力で体重を支持する歩行です．同じように股関節外転筋力が低下して，骨盤を保持できなくなり患側と反対側の骨盤が下がる歩行はトレンデレンブルグ歩行といいます．

疲労骨折：疲労骨折とは，1回の外傷で起こる通常の骨折とは異なり，骨の同じ部位に繰り返し力が加わることによって，骨にひびがはいったり，完全に骨折したりした状態をいいます．負荷が繰り返し同じ骨にかかる，マラソン競技などで発生するようです．

プッシャー症候群：プッシャー症候群は「体軸傾斜症候群」や「プッシャー現象」と呼ばれ，脳卒中患者の方の非麻痺側の手足で麻痺側の方向に押す，また倒れそうになった姿勢の修正に抵抗しようとする症状がみられます．本章の問題でも非麻痺側の手と足で，麻痺側方向に押して立位姿勢をとっています．

RMS：root mean square（RMS）とは，ある値を二乗した値の平均値の平方根のことです．筋電図の波形はプラスとマイナスが交互に出てくるような値の変化を示します．また，加速度計の波形も上下左右と加速度の方向が変化するので，プラスとマイナスが交互に出てくるような値の変化を示します．このようなグラフで活動量を計算するために総和を出すと，値が0に近くなってしまいます．そのため二乗して負号を関係なくすると，全体の活動量を計算できますので，RMSが有用となるのです．

自己相関係数：自己相関係数とは，測定された信号の動きがそれ自身を時間シフトした信号の動きと，どれだけよく整合するかを測る尺度です．詳しい説明は**コラム11**（p173）を参照してください．

9 歩行　　　歩行時の運動力学について学ぶ

支持基底面が変化しつつ移動する動作は？　　9-1

問題　人の動作で，支持基底面が変化しつつ移動する動作があります．それは立ちしゃがみ（図1）でしょうか，歩行（図2）でしょうか．

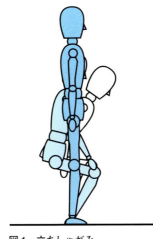

図1　立ちしゃがみ

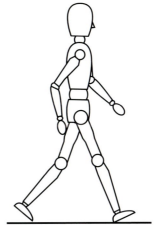

図2　歩行

選択肢　正しい選択肢を選んでください．
- A．立ちしゃがみ
- B．歩行

HINT　なし．

解答　B．歩行

解説　立ちしゃがみの支持基底面は両脚支持で，支持基底面は変化しませんし移動もしません．

このことから，運動失調症を含む患者さんのバランス訓練について考えると，歩行はかなり難易度が高いことがわかります．

コラム10　偶力（force couple）

床反力は，人間が床に与えた力の反作用です．作用と反作用に似ているものに偶力（force couple）があります．モーメントを考える際に知っておくと便利です．偶力は作用反作用と同じで，向きが反対で大きさが等しく，平行な2つの力です．作用反作用と異なるのは，同一直線上にないことです．作用と反作用は力もモーメントも生じませんが，偶力は同一直線上にないためモーメントを生じます．

図1のように静止している物体に偶力（F_1，F_2）が作用している場合を考えます．考えやすいように，偶力は物体の重心から等距離（a）にあるものとします．偶力は，向きが反対で大きさが同じなので，F_1とF_2を足すと0になります．そのため物体の重心は移動しません．しかしF_1とF_2によりモーメントが生じますので，物体は重心を中心として回転運動をします．両者と重心との距離はaで，F_1とF_2の大きさは同じなので，モーメントの大きさは$2a|F_1|$になります．

人の身体で偶力のわかりやすい例としては，腹直筋とハムストリングスによる骨盤の後傾作用があります．両筋の張力は厳密には，平行ではないのですが，骨盤に対する作用を考えるとき，偶力とみなすと理解しやすいです．両筋の張力は骨盤の位置を変化させませんが，図2のように骨盤を後傾させるモーメントを生じます．

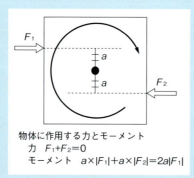

物体に作用する力とモーメント
　力　$F_1+F_2=0$
　モーメント　$a\times|F_1|+a\times|F_2|=2a|F_1|$

図1　物体に作用する偶力

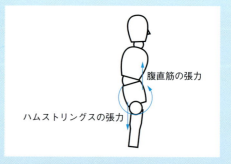

図2　骨盤に作用する腹直筋とハムストリングスの作用

9 歩行　歩行時の運動力学について学ぶ

歩行時の鉛直方向の床反力の変化は？　9-2

▶ 国試関連問題　36回 PT 専門24

問題　床反力について考察を深めていきます．図1の実線は床反力計で測定した正常歩行の鉛直方向（上下方向）の床反力計のデータです．体重（重力）に相当するのはどの破線でしょうか．

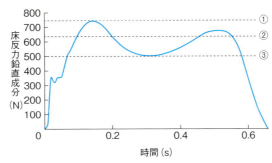

図1　床反力計における鉛直方向の力

選択肢　正しい選択肢を選んでください．

A．①
B．②
C．③
D．すべて間違っている．

HINT　体重計に乗ったときの体重計の針の動きは参考になります．

解答　B．②

解説　歩行では重心が鉛直方向，前後方向，左右方向にそれぞれ変位しながら移動するため，速度や加速度の変化が生じます．力は質量と加速度の積なので，加速度が変化すれば床反力の値も変化します．加速度は速度の変化率なので速度変化を考えてみます．

鉛直方向で考えれば，まずイニシャルコンタクトの後，ローディングレスポンスあたりで下向きの速度が逆の上向きに切り替わるので，加速度変化による大きな力が生じることになります．このときの力は重力に逆らった方向になりますので，床反力は大きくなり**図1**の①の破線の値になります．

次に，ミッドスタンスあたりで上向きの速度が逆の下向きに切り替わるので，加速度変化による大きな力が生じることになります．このときの力は重力と同じ方向になりますので，**第6章**で説明したように床反力は小さくなり③の破線の値になります．

そのため，身体にかかる重力加速度による力（体重）は①と③の間にあたる②ということになります．

9 歩行   歩行時の運動力学について学ぶ

歩行時の前後方向の床反力の変化は？ 9-3

▶国試関連問題　40回共通47

問題　今度は前後方向の床反力について考えます．正常歩行で前進している人を測定しました．図1がそのデータです．ローディングレスポンスにはマイナスになっています．前向きの力はプラスでしょうかマイナスでしょうか．

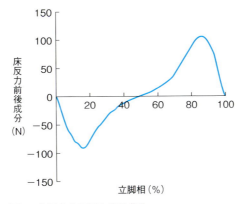

図1　歩行中の床反力前後成分
体重53kgの健常若年者の歩行中の床反力

選択肢　正しい選択肢を選んでください．
- A．前向きの力がプラス
- B．前向きの力がマイナス

HINT　ローディングレスポンスには減速の力が作用します．

A.前向きの力がプラス

 ローディングレスポンスの前後方向では後方への力が作用しますのでマイナスとなっています.

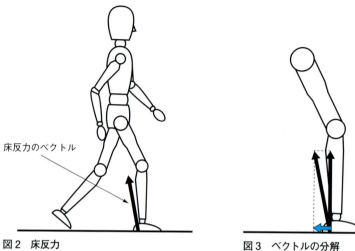

図2 床反力　　　　　　　　図3 ベクトルの分解

9 歩行　歩行時の運動力学について学ぶ

矢状面におけるイニシャルコンタクト時の足関節モーメントは？

9-4

問題

これまでの問題で，歩行中の床反力を理解できたと思います．床反力は歩行などの動作を考えるときにとても便利です．例えば，床反力と関節中心の位置関係から関節モーメントを推測することができます．この方法は臨床場面でよく用いられています．

ここでは正常歩行における足関節モーメントについて考えてみましょう．イニシャルコンタクト時の足関節で，矢状面において筋の発揮する関節モーメントの向きはどのようになるでしょうか？

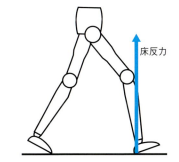

図1　イニシャルコンタクト時の床反力
（踵接地後 0.01 s）

選択肢

正しい選択肢を選んでください．
- A．背屈方向
- B．底屈方向

HINT

床反力と関節中心の位置関係から考えてください．

解答　A．背屈方向

解説　正常歩行では，踵から接地を開始します．つまり踵接地では，床反力は踵だけに作用することになります．踵は足関節（距腿関節）の後方に位置し，このときの床反力はほぼ直上を向いています（図2）．したがって，この床反力は足関節の後方を通るため，足関節を底屈させる（外的）モーメントを生じさせます．この外力によるモーメントに抗するために前脛骨筋などが活動して，背屈方向に（内的）モーメントを発揮します．したがって，筋によるモーメントは背屈方向になります．

　床反力などの外力により生じる関節まわりのモーメントを外的モーメント，筋張力によるものを内的モーメントと呼びます．筋の作用，負荷を考えるときには内的モーメント，関節への負荷を考える場合は，外的モーメントが理解しやすいです．

　関節モーメントを観察する方法としては，全身の重心から考える方法もありますが，両下肢に作用する床反力が鉛直の場合しか適用することができません．そのため，関節モーメントを推測しながら，歩行を分析するためには床反力の理解が不可欠です．

　なお，この方法はあくまで臨床で視覚的に関節モーメントを観察する方法です．実際の関節モーメントは，剛体リンクモデルをもとに逆運動力学を用いて算出します．詳細については，成書[1]をご参照ください．

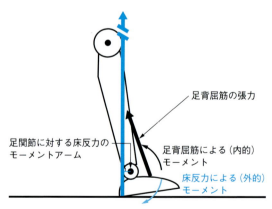

図2　歩行時のイニシャルコンタクト時の関節モーメント

1) Winter DA（著），長野明紀（訳）：人体測定学，バイオメカニクス人体運動学の制御．pp82-107，ラウンドフラット，2011

9 歩行　　歩行時の運動力学について学ぶ

矢状面におけるローディングレスポンス時の股関節・膝関節の関節モーメントは？

9-5

▶国試関連問題　47回 PT 午前 28

問題
今度は，ローディングレスポンスにおける膝関節と股関節のモーメントについて考えます．ローディングレスポンスは歩行周期の0〜20％に当たります．概ねこのときに床反力の鉛直成分は1回目のピークを迎えますので，筋活動も高まります．膝関節と股関節の筋によるモーメントはどちらの向きになるでしょうか？

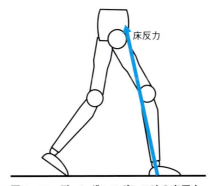

図1　ローディングレスポンス時の床反力
（踵接地後 0.3 s）

選択肢
正しい選択肢を選んでください．

膝関節
- A．屈曲
- B．伸展

股関節
- A．屈曲
- B．伸展

HINT
考え方は前の問題と同じです．

膝関節　B．伸展
股関節　B．伸展

解説　ローディングレスポンスでは，床反力は後ろ向きになります．また股関節は約20°，膝関節は約15°屈曲しています．その結果，床反力は股関節の前方，膝関節の後方を通ります．したがって，床反力は股関節と膝関節をともに屈曲させる（外的）モーメントを生じます．これに抗するために，股関節では大殿筋やハムストリングス，膝関節では大腿四頭筋（広筋群）が活動し，伸展モーメントを発揮します．

片麻痺患者の方では，この時期の関節モーメントの発揮が不足し，股関節の伸展が不十分となり，体幹が前傾することがよく観察されます．また，この時期の関節モーメントは立脚中期に向けて重心を上方へ移動する作用をもちます．そのため片麻痺患者の方では，麻痺側の立脚相では重心の上方移動が少ないことが知られています[1]．

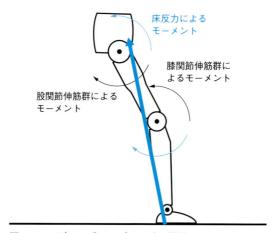

図2　ローディングレスポンス時の関節モーメント

1) 山本澄子，他：ボディダイナミクス入門 片麻痺者の歩行と短下肢装具．pp18-25，医歯薬出版，2005

9 歩行　歩行時の運動力学について学ぶ

ミッドスタンス時の股関節・膝関節の関節モーメントは？

9-6

▶国試関連問題　38回PT専門1

問題　これまでは歩行時の矢状面における関節モーメントについて考えてきましたが，歩容の異常は前額面でも頻繁に観察されます．そこで今度は，歩行中の前額面における関節モーメントを考えてみましょう．考え方は，矢状面と同じです．

ミッドスタンス時の股関節と膝関節の前額面における内的な関節モーメントの向きはどちらでしょうか？

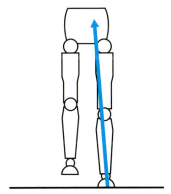

図1　ミッドスタンス時の床反力
（踵接地後0.27 s）

選択肢　正しい選択肢を選んでください．

股関節
　A．内転
　B．外転

膝関節
　A．内反
　B．外反

HINT　床反力と関節中心の位置関係を考えましょう．

解答　股関節　B．外転
　　　　　膝関節　B．外反

解説　ミッドスタンスでは，床反力は立脚側と対側の方向を向きます．したがって，股関節と膝関節の内側を通過することになります．そのため床反力は，股関節を内転，膝関節を内反させるモーメントを生じさせます（**図2**）．そのモーメントに抗するために，中殿筋，小殿筋，大腿筋膜張筋などが収縮し，股関節外転モーメント，膝関節外反モーメントを発揮します．特に大腿筋膜張筋は股関節外転と膝関節外反の作用があり，両者の側方安定性において重要な筋です．また膝関節の側方安定性に寄与するのは，筋の他に内側側副靱帯や関節包などもあります．内的な関節モーメントを発揮するのは筋だけではないことも理解してください．

　変形性股関節症では，大腿骨頭や頸部の変形に伴い，股関節外転筋のモーメントアームの短縮や疼痛のため，股関節外転モーメントを発揮しにくくなります．その代償動作として，デュシャンヌ歩行が見られることがあります．デュシャンヌ歩行では，患側の立脚相に体幹を患側に側屈することにより，床反力と股関節中心の距離を短縮して，必要とされる股関節外転モーメントを減少させます．その結果，外転筋群の筋活動を減少させ，また関節反力も減少させることができます．

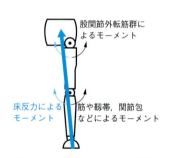

　変形性膝関節症では，床反力によって生じる（外的）膝関節内反モーメントが大きくなることが知られており，臨床的な指標として利用されています．外側ウェッジは，外的な膝関節内反モーメントを減少させることが報告されています[1]．

図2 ミッドスタンス時の関節モーメント

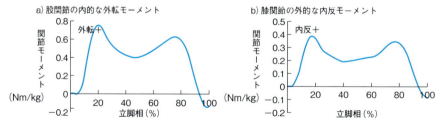

図3 前額面におけるミッドスタンス時の関節モーメント

1) Hinman RS, et al：Lateral wedge insoles for medial knee osteoarthritis：effects on lower limb frontal plane biomechanics. Clin Biomech 27：27-33, 2012

9 歩行

歩行時の運動力学について学ぶ

矢状面におけるプレスウィング時の股関節・膝関節モーメントは？

9-7

問題 今度は，立脚相の最後のプレスウィング時について考えてみましょう．プレスウィングは立脚相と遊脚相を連結させる大事なフェーズです．立脚相における筋活動と遊脚相における筋活動が連続することにより，スムーズな歩行が可能となります．

プレスウィングにおける，膝関節と股関節の関節モーメントの向きはどちらでしょうか？

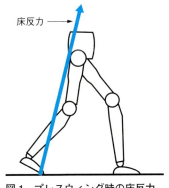

図1 プレスウィング時の床反力
（踵接地後 0.55 s）

選択肢 正しい選択肢を選んでください．

膝関節
　A．屈曲
　B．伸展

股関節
　A．屈曲
　B．伸展

HINT これまでと同じ考え方です．

解答

膝関節　B．伸展
股関節　A．屈曲

解説

　プレスウィング時の床反力は前向きです．また，股関節は約20°伸展し，膝関節は約20°屈曲しており，COP のある足部よりも股・膝関節の関節中心は前方に位置しています．したがって，床反力のベクトルは両者の後方を通ることになり，床反力は膝関節を屈曲，股関節を伸展させるモーメントを発生させます．そのため股関節では，腸腰筋などの股関節屈筋，膝関節では大腿直筋が作用して，股関節屈曲モーメントと膝関節伸展モーメントを発揮します．大腿直筋は股関節屈曲モーメントと膝関節伸展モーメントが必要となるこの時期で活動が著明です．

　観測肢がプレスウィングであるとき，対側下肢はすでに立脚相となっています．プレスウィングは立脚相の一部ですが，対側下肢への荷重とともに，下肢を振り出す準備をする重要な時期になります．股関節はターミナルスタンスからプレスウィングに屈曲モーメントを発揮しており，そのままイニシャルスウィングにおいても屈曲モーメントを発揮しており，立脚相から遊脚相へと関節モーメントが連続しています．そのためプレスウィングは，立脚相から遊脚相にスムーズに移行するためにとても重要なフェーズです．したがって，このフェーズにおける歩容の異常は，スムーズな下肢の振り出しも阻害することになります．

　例えば，歩行時に体幹を常に前傾している片麻痺患者の方を考えます．体幹前傾位では，床反力は常に股関節と膝関節の前方を通過することになります（体幹の前傾角度の程度によりますが）．その結果，床反力による外的な関節モーメントは股関節では屈曲，膝関節では伸展方向になります（**図2**）．そのため両者に同時に抗することができるハムストリングスが活動し，姿勢を安定させます．そのような歩容では，プレスウィングにおいても，ハムストリングスによる股関節伸展モーメントが生じているため，遊脚相で股関節を振り出すためには，イニシャルスウィング時に股関節伸展モーメントから屈曲モーメントに急激に切り替える必要があります．しかしそのような出力制御は困難であるため，立脚相と遊脚相が不連続となり，スムーズな下肢の振り出しが阻害されることになります．その結果，歩行全体のスムーズさも損なわれます．

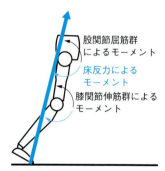

図2　プレスウィング時の関節モーメント

9 歩行　　　歩行時の運動力学について学ぶ

足関節による膝関節伸展の代償は？　　9-8

問題　大腿四頭筋の筋力低下がある患者さんが反張膝で歩くのはよく見かけます．その場合の足部を観察したことがあるでしょうか．歩行のイニシャルコンタクトに，図1の患者さんは踵から床に着いています．図2の患者さんはつま先から床に着いています．大腿四頭筋の筋力がより弱くても膝折れをしないで歩けるのはどちらでしょうか．両方の床反力は同じ方向で同じ大きさだと考え，この床反力からのみ考えて解答してください．

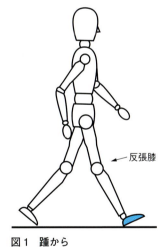
図1　踵から

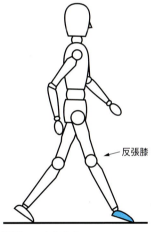
図2　つま先から

選択肢　正しい選択肢を選んでください．
- A．図1が大腿四頭筋の筋力がより弱くても膝折れをしないで歩ける．
- B．図2が大腿四頭筋の筋力がより弱くても膝折れをしないで歩ける．

HINT　なし．

B.図2が大腿四頭筋の筋力がより弱くても膝折れをしないで歩ける.

解説 実際に同じ床反力を書いてみます.床反力は上下方向,前後方向,左右方向で考える必要がありますが,膝折れに関係するのは矢状面ですので,左右方向は省略します.

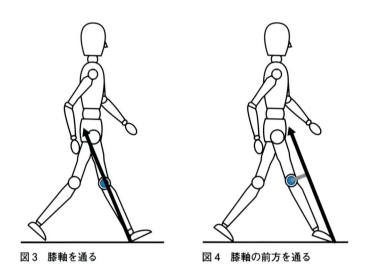

図3 膝軸を通る　　図4 膝軸の前方を通る

図3の床反力はほぼ膝関節軸を通り,屈曲・伸展のモーメントを発生させていませんが,図4の床反力は膝関節軸の前方を通り,伸展モーメントを発生させています.

9 歩行

歩行時の運動力学について学ぶ

歩き始めのCOPはどのように移動するか？　9-9

▶ 国試関連問題　48回PT午後41

問題

人は立位において，両足底に作用する床反力を変化させることにより移動を行っています．床反力はCOPから概ね重心の近くを向くことが知られています．したがって，床反力の向きを変えるためには，COPを移動させる必要があります．動作時の床反力をイメージできると，動作中の関節モーメントを理解しやすくなります．そのためにここでは，COPと重心の移動について考えてみます．

右足から歩き始めるとき，COPは矢状面，前額面でまず最初はどちらに動くでしょうか？

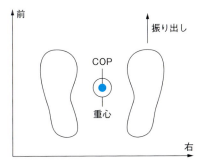

図1　右足から歩き始めるときのCOPの移動は？

選択肢

正しい選択肢を選んでください．

矢状面
　A．前方
　B．後方

前額面
　A．右側
　B．左側

HINT

床反力の向きを考える．

解答　矢状面　B．後方
前額面　A．右側

解説　歩き始めるときのCOPの移動は，重心を動かすために必要な床反力を考えればイメージできます．右下肢を振り出すためには，重心を左へ移動させ左下肢に荷重しなくてはなりません．そのためには左方向への床反力が必要となります．したがって，前額面では，COPを遊脚相である右方向へ動かして，床反力を左方向に変化させます．また矢状面では，重心を前方に移動したいので，前向きの床反力が必要です．そのためにCOPを後方へ移動させ，床反力を前向きに変化させます．

歩き始めのCOPは一旦，遊脚側へ移動した後に，支持側の後方へ移動します．その後，重心の前方移動に伴い，支持脚の前方へ移動します（図2）．

静止立位では，重心線が外果の前方に位置することが知られています．そのため，足関節は常に底屈モーメントを発揮して前方への転倒を制御しています．COPを後方に移動させるためには，この足関節の底屈モーメントを減少させる必要があります．脳血管障害で見られる下腿三頭筋の筋緊張の亢進は，この底屈モーメントの制御を困難にします．そのため片麻痺患者の方では，非麻痺側で支持しながら麻痺側下肢から歩行を開始する方が多いのです．このようにCOPと重心位置を考えると床反力をイメージすることができ，患者さんの動作を理解する手助けになります．

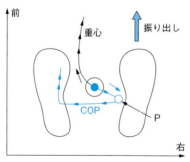

図2　右足から歩き始めるときのCOPと重心の移動

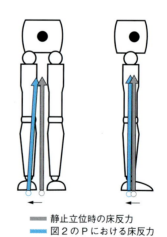

図3　右足から歩き始めるときの床反力（図2のP）

9 歩行

歩行時の運動力学について学ぶ

歩行速度が床反力の鉛直成分に与える影響は？

9-10

問題 床反力からどのような歩行を行っているかを考えます．図1の黒線は体重53 kgの健常若年者の快適歩行の床反力の鉛直成分です．同じ人が速度を変えて歩くと，床反力が青線のようになりました．快適歩行よりも床反力の振幅が大きくなっています．速度は速くなったのでしょうか，それとも遅くなったのでしょうか．

なお，横軸は時間を示します．2つの歩行の立脚相の時間は異なりますが，立脚相を100％として正規化してあります．

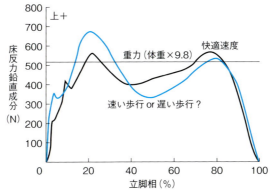

図1 歩行速度による床反力鉛直成分の変化

選択肢 正しい選択肢を選んでください．
A．速く歩いた．
B．遅く歩いた．

HINT 床反力が大きいと重心の加速度が大きくなります．

A．速く歩いた．

解説　問題の場合の快適歩行は，ステップレングスが 0.65 m，歩行速度が 1.18 m/s の歩行です．もう1つの歩行は，速い歩行でステップレングスが 0.70 m，歩行速度は 1.50 m/s です．快適歩行より速い歩行では，重心の上下方向の加速度が大きくなり，床反力の鉛直成分の変化が大きくなります．遅く歩くとその逆になりますので，床反力の変化は小さくなります．

速い歩行では，特に立脚相 20％付近の，最初の極大値が大きくなることが知られています．

ジャンプして着地するときに膝を曲げてクッションを利かせるのは，減速の加速度を小さくし，床反力を減少させているのでした（**問題 6-6**）．

バレーボールのブロックで跳んだ後，すぐ次のプレーを行うため，十分膝を曲げずに着地すると，床反力が大きくなりますので，繰り返して行うと疲労骨折の原因になると考えられます．

9 歩行

平行棒内歩行における力学について学ぶ

平行棒内歩行時に平行棒を引く力の作用は？

9-11

問題

平行棒を手で引きながら歩いている患者さんがいます（図1）．患者さんが手で平行棒を引く力は介助者が患者さんを引く力と同様な作用（図2）があるでしょうか．介助者が患者さんを押す力と同様な作用（図3）があるでしょうか．

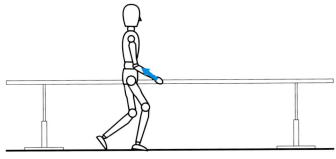

図1 平行棒を引いて歩く人

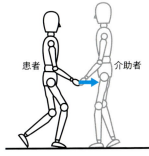

図2 介助者が患者さんを引く

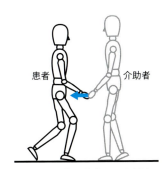

図3 介助者が患者さんを押す

選択肢

正しい選択肢を選んでください．

A．介助者が患者さんを引く力と同様な作用（図2）がある．
B．介助者が患者さんを押す力と同様な作用（図3）がある．

HINT

作用・反作用の反作用で考えます．

解答 A．介助者が患者さんを引く力と同様な作用（図2）がある．

解説 患者さんが平行棒を引く（作用）と反作用で平行棒に患者さんが前のほうに引かれ（図4），力としては介助者から前に引かれているのと同様になります．

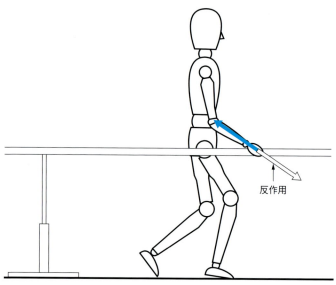

図4　反作用で平行棒に前へ引かれる

9 歩行　　平行棒内歩行における力学について学ぶ

平行棒内歩行時の姿勢から状態を推測できるか？

9-12

問題　平行棒につかまって立っている患者さんの状態について力学的に考えます．

平行棒内で図1のような姿勢で立っている患者さんは棒を引いているでしょうか，押しているでしょうか．

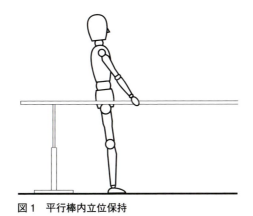

図1　平行棒内立位保持

選択肢　正しい選択肢を選んでください．

A．棒を押している．
B．棒を引いている．

HINT　重心と足関節の関係が関係します．

解答 B.棒を引いている.

解説 重心と重心線の位置は**図2**のようになっていると考えられます.足関節を回転中心と考えると,重心線は踵のわずか後方に位置し,足関節よりかなり後方です.これでは体は後方に倒れます.後方へ倒れるのを防ぐためには平行棒を引く必要があります.

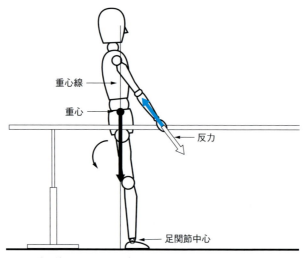
図2 重心線の位置

9 歩行 — 平行棒内歩行における力学について学ぶ

プッシャー症候群の平行棒内での立位姿勢は？

9-13

▶国試関連問題　41回PT専門26

問題　図1は左片麻痺でプッシャー症候群の患者さんの平行棒内立位姿勢です．左下肢の膝関節伸筋群は収縮していません．この姿勢であれば立位保持が可能です．右足の床反力と棒を握った右手への平行棒の反作用が釣り合っているようです．右手への平行棒の反作用の力のベクトルはどの方向でしょうか．

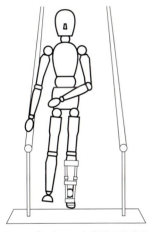
図1　プッシャー症候群の患者さんの立位保持

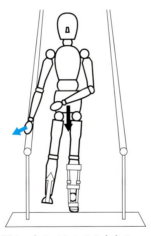
図2　力のベクトルの方向1

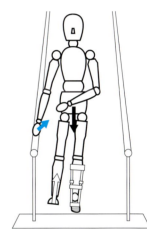
図3　力のベクトルの方向2

選択肢　正しい選択肢を選んでください．
- A．図2が正解
- B．図3が正解

HINT　この2つの力と体重を加えた3つの力が釣り合います．

解答　A．図2が正解

💬 **解説**　図4にプッシャー症候群を呈する左片麻痺患者の方の平行棒内立位の姿勢を示します．少し極端な例で，左下肢には全く荷重せず，右下肢と右上肢だけで姿勢を制御しているものとします．この姿勢では，右下肢の床反力は，左上向きとなり，重心の右側を通ります．この力は，重心を左側に押す力を生じます．また重心まわりのモーメントを考えると，この床反力は，時計回りのモーメントを生じます．平行棒を引いた場合，手掌が平行棒から受ける反力は，引く力と逆の方向になるので，右下方への力となります．この反力は重心を右に引く力を生じます．また，反時計回りのモーメントを生じます．したがって，平行棒を引く場合，平行棒からの反力と床反力は，側方への力および重心まわりのモーメントが逆方向となるため，この姿勢を制御することができます．

図5には逆に平行棒を押した場合を示します．この場合，右下肢の床反力は先ほどと同じですが，平行棒からの反力の向きが反対になります．そのため，この場合は平行棒からの反力と床反力の側方成分がどちらも左向きになってしまうため，重心が左方向へ移動し，身体が時計回りに回転してしまい，姿勢を保持することができません．

プッシャー症候群を呈する患者さんが平行棒で立位保持を行うためには，平行棒を押すのではなく，引くことが必要になります．ですから，平行棒を押しにくいように，平行棒の高さをやや高くしたり，前方の手すりを利用したりすることもあります[1]．また，どうしても平行棒を押してしまう場合には，手すりなどを利用しないで練習する必要もあると思います．

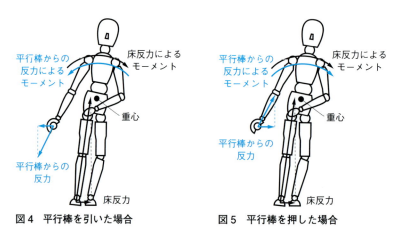

図4　平行棒を引いた場合　　　図5　平行棒を押した場合

1) 網本和：Pusher現象例の基礎と臨床．理学療法学 29：75-78, 2002

9 歩行

歩行補助具を使用した力学について学ぶ

T字杖を使用するメリットは？ 9-14

問題 杖歩行の利点として下肢への荷重を減少させることや，立位の安定性を良くすることはよく知られていますが，それ以外の杖の利点について考えます．

T字杖を用いた歩行のイニシャルコンタクトで，T字杖を用いる矢状面でのメリットは何でしょうか．

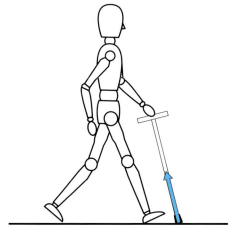

図1 T字杖を使用したイニシャルコンタクト

選択肢 正しい選択肢を選んでください．

A．歩行速度を上げることができる．
B．ゆっくりと接地が行える．

HINT 床反力で考えてください．

B．ゆっくりと接地が行える．

解説　杖による床反力の前後分力は後方（**図2**の青い矢印）となり，体の重心の前方移動へのブレーキになっています．そのため，ゆっくりした踵接地が可能になります．

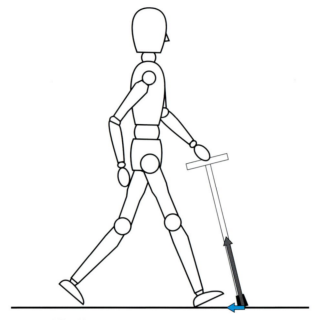

図2　T字杖を使用したイニシャルコンタクト

9 歩行 — 歩行時の運動力学について学ぶ

横歩き時の体幹側屈による代償は？　9-15

問題　右中殿筋に筋力低下がある人に左方向への横歩き（図1）をさせると，体幹はどちらに側屈するでしょうか．

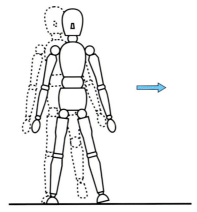

図1　左方向への横歩き

選択肢　正しい選択肢を選んでください．

A．右
B．左

HINT　体幹での代償として考えてください．

解答　A．右

解説　右中殿筋に筋力低下がある場合は，右股関節外転モーメントを小さくするために，体幹を右に側屈します（**図2**）．体幹を右に側屈することで，全身重心が右側に移動します．床反力は重心近くを向くため，体幹を右に側屈することで，床反力ベクトルと股関節との距離（モーメントアーム）を減少させ，結果として股関節外転モーメントを減少させることができます．

　図3に左方向への横歩き中の右下肢の床反力の左右成分を示します．立脚相では常に左方向の床反力ですが，体幹の右側屈により小さくなっていることがわかります．**図4**は股関節外転モーメントです．立脚相における外転モーメントが減少しています．

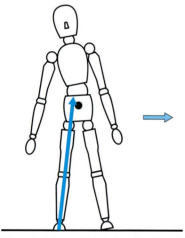

図2　左方向への横歩き中の右下肢の床反力ベクトル

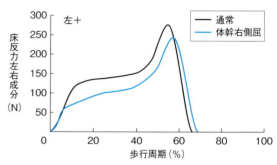

図3　左方向への横歩き中の右下肢の床反力
（体重 79.0 kg の健常若年者）

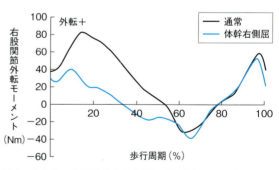

図4　左方向への横歩き中の右股関節外転モーメント
（体重 79.0 kg の健常若年者）

コラム11 歩行中の加速度

加速度計を用いた歩行分析

最近，歩容を定量的に評価する方法の一つとして，加速度計を用いた方法が検討されています．加速度計は小型であり，従来の動作解析装置などと比べると安価で，臨床で利用しやすいという利点があります．現在，さまざまな疾患を対象に研究が進められています．加速度を用いた歩行分析では，重心に近い腰椎に加速度計を貼付することが多いようです[1]．腰椎に貼付した加速度計から得られる波形は，図1のようになります．歩容を示す指標としては，root mean square (RMS)や，歩行の定常性や対称性を示す自己相関係数などがよく用いられます．

RMSは，測定値を二乗した値の平均値の平方根です．歩行中の腰部の加速度は図1のように0を基準として，正負の振幅をもつ波形になるため，平均すると0に近い値となってしまいます．そのため，加速度の正負を無視して，振幅の大きさを把握するためにRMSが使われます．腰椎の加速度のRMSは体幹の動揺の大きさを示す指標になり，速度に比例することが報告されています[2]．

自己相関係数は，波形の周期性を示す指標です．鉛直方向の加速度を例に説明します．重心は1歩行周期中に2回，上下動します．そのため，鉛直方向の加速度も1歩行周期中に2回同じ波形を繰り返します(図1, 上段)．この波形を複製して，一方の時間をずらしながら波形の近似性をみてみます．徐々に波形をずらしていくと，両者が概ね一致するときがあります(図2, 上段)．これは，ほぼ1歩行周期の半分だけ時間をずらしたことになり，わかりやすくいうと，左のイニシャルコンタクトと右のイニシャルコンタクトのタイミングを合わせたも

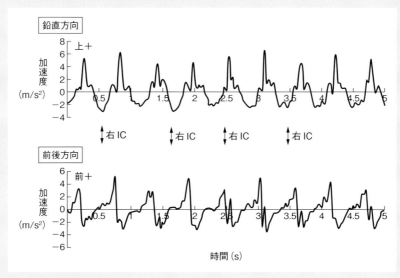

図1　歩行中の加速度
健常若年者のトレッドミル上での快適速度(1.19 m/s)における加速度．ICはイニシャルコンタクト．

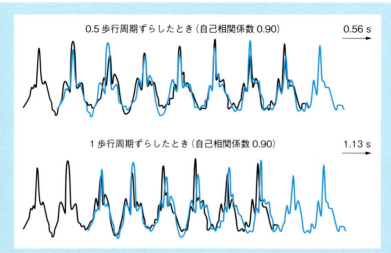

図2 鉛直方向の加速度の周期性

のになります．このときの2つの波形の一致度（自己相関係数）は，左右差を評価していることになり，左右対称性を示す値になります．さらに，時間をずらしていくと，再び2つの波形が重なります（図2，下段）．これはちょうど時間を1歩行周期ずらした状態になります．このときの両者の一致度は，毎回同じように歩行しているかを評価することになり，歩行の定常性を示します．片麻痺患者の方では，歩行時の定常性が低くなることが報告されています[3]．

健常人の歩行中の加速度は，ある程度一定したパターンを示しますが，疾患を有する方，杖を使用する方の加速度には多くのバリエーションがあるようです．そのような対象者の歩行中の加速度から，歩行の特徴をどのように評価すべきか，研究が進められています．今後，データが蓄積され，臨床で簡便に利用できる機器となることが期待されます．

1) Auvinet B, et al：Reference data for normal subjects obtained with an accelerometric device. Gait Posture 16：124-134, 2002
2) Sekine M, et al：A gait abnormality measure based on root mean square of trunk acceleration. J Neuroeng Rehabil 10：118, doi:10.1186/1743-0003-10-118, 2013
3) Mizuike C, et al：Analysis of stroke patient walking dynamics using a tri-axial accelerometer. Gait Posture 30：60-64, 2009

10

起き上がり動作

学習目標

起き上がり動作時の筋活動を学ぶ

　第10章では起き上がり動作に関する問題を集めました．起き上がり動作のパターンは多岐にわたりますが，これらの問題を解くことで基本的な理解に役立つと思います．
　10-5の問題の起き上がり動作は，関節リウマチ患者の方や頸髄不全損傷の患者さんなどでもみられます．関節リウマチ患者の方は手を使うときの痛みを避けるために，このような起き上がりをする方が多いですが，関節リウマチで頸椎に障害がある場合は悪影響が考えられますのでお勧めできません．臨床では力学的な考え以外にも考慮すべきことは多いので，注意して患者指導を行ってください．

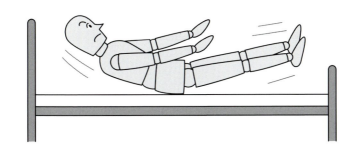

KEY WORDS

倹約の法則：第8章の最適化法のところで説明した，脳神経系の調節と同様の考え方です．できるだけ筋活動が小さくなるように，筋の活動を制御しているというのが倹約の法則で，人の動作を理解するのにも役立ちます．

運動学習：運動学習とは経験による動作の修正で，運動課題の練習による比較的永続的な技能の向上と考えられます．前述の倹約の法則で，人は筋活動が小さくなるように制御しますが，通常の動作では初めから最小にできるわけではなく，動作を繰り返すことで，うまく制御できるようになります．これも運動学習による効果と考えられます．

表面筋電図：表面筋電図とは，筋線維から発生した個々の活動電位が電気を通す生体内を伝導して，表面にある電極に到達したものを加算して図にしたものです．皮膚の上から表面電極を使用するのが表面筋電ですが，使用用途によって電極にはいくつかの種類があります．針電極は細い針の先端に活動電位を導出する部分があり，筋肉の中に刺入して使用しますので，非常に限局された筋線維の活動電位の評価が可能になります．ワイヤー電極は，髪の毛のような太さと柔らかさをもったワイヤー電極を，筋肉の中に挿入して使用しますので，表面電極では計測ができない深部にある筋の計測で使用されます．

正規化：正規化とは，データを一定の規則に基づいて処理して，利用しやすくすることです．一般的には集められたデータを表にして，重複をなくすように表を分けるような処理をすることで，その過程にはいくつかの段階があるようです．本書ではコラムに示したように，計測されたデータの個人的な要素の影響を少なくして，他者と比較できるように処理することを正規化としています．筋電図の他にも個人的な要素の影響を少なくする目的で，筋力を体重で割ることもあります．これは筋力が筋の断面積に比例するので，体重が大きいと筋重量も大きくなると考えられるからです．特に他者と比較する場合は，データ処理を考えるうえで重要になります．

%MVC：%MVCとは，最大随意収縮（maximal voluntary contraction, MVC）における活動電位と比較して，計測されたデータがどの程度の割合なのかを表したものです．前述の正規化の一例なので，他者と比較するときに有用な指標です．

10 起き上がり動作　起き上がり動作時の筋活動を学ぶ

徒手抵抗による関節モーメント― 単関節筋を選択的に収縮させるには？

10-1

問題　これまで床反力による関節モーメントを考えてきましたが，今度は徒手抵抗と関節モーメント，および筋の活動について考えてみます．

図1では，背臥位で下肢の運動を行う際に，足底から徒手で抵抗をかけています．①，②，③の抵抗のうち，股関節伸筋群のなかで大殿筋を選択的に活動させやすいのはどれでしょうか．

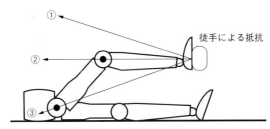

図1　背臥位における足底への徒手抵抗の方向と関節モーメントの関係

選択肢　正しい選択肢を選んでください．

A．①
B．②
C．③

HINT　徒手による抵抗も床反力と同じように考えることができます．

解答　B. ②

解説

　人は動作を行うときに，できるだけ筋活動が小さくなるように筋の活動を制御していると考えられています（倹約の法則）[1, 2]．徒手抵抗①と②の場合を比較してみます．抵抗①のベクトルは股関節と膝関節の前方を通過します．したがって，この抵抗によって股関節屈曲モーメントと膝関節伸展モーメントが生じます．両者に同時に拮抗できるのは，大腿二頭筋の長頭や半腱様筋などのハムストリングスです．したがって，このような動作ではハムストリングスを活動させることにより，他の筋の活動を抑えることができます．

　一方，抵抗②は膝関節の関節中心を通過するので，股関節屈曲モーメントだけを生じることになります．この抵抗に抗してハムストリングスを活動させると，ハムストリングスによる膝関節屈曲モーメントを制御するために，膝関節伸筋群の活動が必要になります．そうすると活動する筋が多くなり，エネルギー消費が増えてしまいます．そのため，抵抗②では，主に大殿筋を作用させることにより他の筋の活動を抑えます．

　実際の運動では，同時性収縮が起こりますが，このように考えると徒手による抵抗や器具を用いた運動療法で，選択的な筋のトレーニングがある程度可能です．

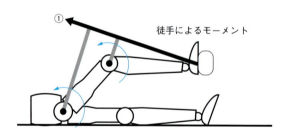
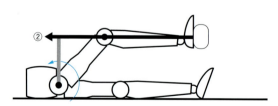

図2　背臥位における足底への徒手抵抗による関節モーメント

1) 奈良勲(監修)：二関節筋．pp146-164，医学書院，2008
2) Neumann DA：筋骨格系のキネシロジー，第2版．pp226-267，医歯薬出版，2012

10 起き上がり動作

起き上がり動作時の筋活動を学ぶ

起き上がり時に下肢の肢位が上肢の負荷へ与える影響は？

10-2

問題 片麻痺患者の方や筋力低下がみられる患者さんの起き上がり動作では，一度側臥位になってからの起き上がりを指導することがあります．

図1と図2の起き上がりでは，どちらのほうが体幹を起こすための，右上肢の支持力が少ないでしょうか．実際の症例では，神経学的徴候や，動作の習熟度などの影響があり，もう少し複雑ですが，ここでは生体力学的に考えてみてください．

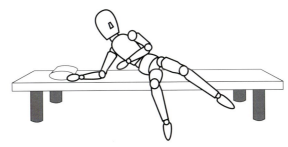

図1 左下肢を挙上した起き上がり

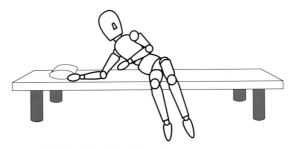

図2 両下肢を垂らした起き上がり

選択肢 正しい選択肢を選んでください．
　A．図1が上肢による支持力が小さい．
　B．図2が上肢による支持力が小さい．

HINT バランスを考えてください．

A．図1が上肢による支持力が小さい．

💬 **解説** 　ここでは，起き上がりを前額面における動作と考え，回転中心を右の坐骨結節として考えます．また，右上肢がベッドから受ける反力は鉛直上向きとします．

　起き上がるためには，右坐骨結節まわりの時計回りのモーメントが必要です．このモーメントを生み出せるのは，右上肢に作用する反力と，左下肢に作用する重力の2つです．したがって，左下肢の重心を右坐骨結節より離すように左下肢を挙上すれば，起き上がるためのモーメントを得やすくなります．その結果，右上肢に作用する反力は少なくてすみます．逆に，麻痺などにより左下肢の挙上が困難な場合には，右上肢による支持力が増加し，起き上がりにくくなります．

　実際に前頁の**図1**と**図2**の姿勢を保持した際に，右上肢に作用する反力の鉛直成分は，**図1**で80 N，**図2**では170 Nでした（健常若年者，179 cm，79 kg）．起き上がり動作には，下肢の運動機能も大きく影響します．

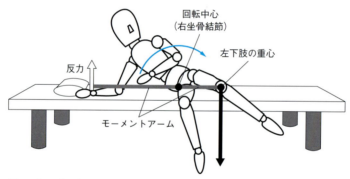

図3　左下肢を挙上した起き上がり

10 起き上がり動作

起き上がり動作時の筋活動を学ぶ

起き上がり時に下肢挙上で働く筋群は？

10-3

問題 問題 10-2 に続いて，一度側臥位になってからの起き上がりについて考えます．左下肢を挙上した起き上がり動作では，筋収縮により，体幹，骨盤，下肢を連結することで，左下肢に作用する重力を利用しています．この動作を行うためには，左股関節周囲筋の他にどのような筋の活動が必要でしょうか．

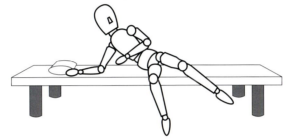

図1 左下肢を挙上した起き上がり

選択肢 正しい選択肢を選んでください．
- A．右腹斜筋群・右脊柱起立筋群
- B．左腹斜筋群・左脊柱起立筋群

HINT 図1の姿勢を保つときを考えてください．

解答　B．左腹斜筋群・左脊柱起立筋群

解説　左下肢を挙上するためには，左腹斜筋群の活動が必要です．今度は L5-S1 間まわりのモーメントを考えます（**図2**）．

　左下肢の重力は，L5-S1 間まわりに時計回りのモーメントを生じさせます．このモーメントに対して，左外腹斜筋や脊柱起立筋群が活動して，骨盤の左側を胸郭へ牽引し，反時計回りのモーメントを発生し，姿勢を制御します．またこれらの筋の胸郭の付着部は逆に胸郭の左側を骨盤へ牽引し，胸郭に対して時計回りのモーメントを生じさせます．実際に，健常若年者が**図2**のように下肢を挙上する際の，外腹斜筋と脊柱起立筋群の筋活動を示します（**図3**）．やはり，挙上開始とともに左側の外腹斜筋と脊柱起立筋群が活動していることがわかります．

　このように，人は各体節を筋で連結することにより，重力や反力をうまく利用して動作を行っています．これらの筋の出力が低下したり，筋出力のタイミングを適切に制御できないと起き上がりなどの動作の実施が困難になります．

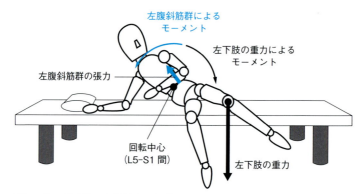

図2　左下肢を挙上と体幹筋の収縮

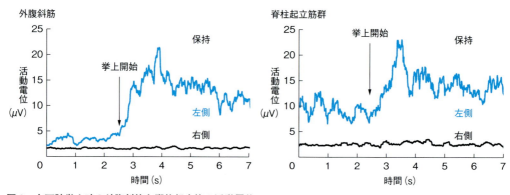

図3　左下肢挙上時の外腹斜筋と脊柱起立筋の活動電位

10 起き上がり動作　　　起き上がり動作時の筋活動を学ぶ

背臥位で体幹を屈曲したときに大腿四頭筋は活動するか？

10-4

問題　今度は起き上がり動作を矢状面で考えてみましょう．健常人が背臥位で腹直筋のMMTのときのように，体幹の屈曲を行い，途中で保持をしました．このとき，大腿四頭筋は収縮しているでしょうか．

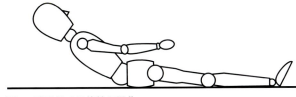

図1　背臥位での体幹の屈曲

選択肢　正しい選択肢を選んでください．

A．収縮している．
B．収縮していない．

HINT　バランスを考えてください．

解答　A．収縮している．

解説　両側大腿切断の方が図1のように行おうとしても，カウンターウェイトが不十分となり，図1の姿勢は保持できません．両大腿をカウンターウェイトとして用いるために腸腰筋などが骨盤と大腿を連結し，大腿四頭筋が大腿と下腿を連結します（図2, 3）．

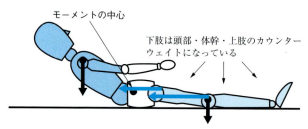

図2　背臥位での体幹の屈曲

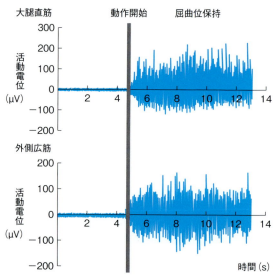

図3　背臥位から体幹を屈曲したときの大腿直筋と外側広筋の筋活動

10 起き上がり動作

起き上がり動作時の下肢の動きを学ぶ

背臥位からの起き上がりで両下肢をなぜ降ろして止めるのか？

10-5

問題 背臥位から長座位への起き上がり（図1）で，下肢を一度挙上し，降ろすときに急に止めると楽に起き上がれます．その理由は何でしょうか．

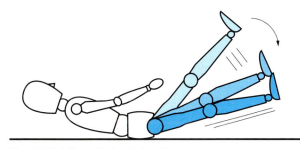

図1　下肢を挙上し降ろすときに急に止める

選択肢 正しい選択肢を選んでください．
- A．下肢の重心の下方向への移動を止める加速度（減速のための加速度）が大きくなるので．
- B．腹筋群が長くなるので．

HINT 力＝質量×加速度

A．下肢の重心の下方向への移動を止める加速度（減速のための加速度）が大きくなるので．

解説

重りを下に降ろしたとき（図2），ゆっくり下げたときの床反力が図3で，速く下げたときが図4です．速く下げ急に止めると減速のための加速度が大きくなり，上半身に対するカウンターウェイトとしての下肢の下方向への力がより大きくなります．また，下肢が床に接してしまうと，大腿や下腿後面に床反力が生じます．この床反力は上向きですので，起き上がりを阻害するモーメントを生じます．

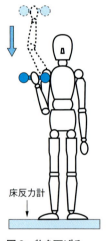

図2　物を下げる

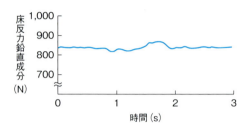

図3　重錘（5 kg）をゆっくり下げたときの床反力
（体重80 kgの健常人）

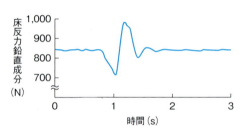

図4　重錘（5 kg）を速く下げたときの床反力
（体重80 kgの健常人）

11

車椅子動作

学習目標

車椅子駆動時の床反力を学ぶ

　第11章では車椅子動作に関する問題を集めました．車椅子動作を説明した本は少ないので，新たな発見があるかもしれません．

　車椅子で床反力を考えようとすると，力は大車輪と座面を介しますので混乱するかもしれません．特に車軸の回転があるため，力の伝達がわかりにくいと思います．しかし，基本的な考え方はこれまでとほとんど変わりません．力を加えるのは大車輪ですから，床反力は大車輪の接地面から発生することになります．解説を読んで自分なりに整理してみてください．

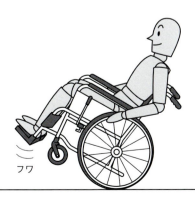
フワ

KEY WORDS

ハンドリム：ハンドリムとは，車椅子の大車輪の外側に固定された小型の輪のことで，これを手で回して大車輪を回転させます．麻痺があれば太さや形状を選択します（波形ハンドリム，水平ノブ式，垂直ノブ式，握り式，肩手駆動式など）．大車輪との隙間は，2cm程度は必要だと考えられています．

駆動効率：車椅子の駆動効率とは，同じ力で大車輪を回したときにどの程度車椅子を動かすことができるか，ということになります．大車輪の車軸の位置は，駆動効率から考えると肩峰下垂と一致させることになります．しかし，大車輪とキャスター（小車輪）が接地面なので，それらの中心に車椅子全体の重心があればより安定することになります．

ティッピングレバー：ティッピングレバーとは，車椅子で小さな段差などを乗り越えるときに，介助者がキャスターを浮かせることを容易にするものです．ハンドルを手前に引きながら，足でティッピングレバーを踏むとキャスターが容易に持ち上がります．キャスターを上げるのは，車椅子に乗っている患者さんを，背もたれに押しつけた状態で固定できるからです．特に脊髄完全損傷の患者さんは，下肢に全く力が入りませんので，車椅子を前方に倒すと容易に前へ投げ出されてしまいます．そのため，坂を降りるときは後ろ向きか，キャスターを上げた状態にする必要があります．また，電車などに乗るときは，発進のときと停止のときは加速度が生じますので，身体に力が加わります．前のほうに力が加われば転倒の可能性がありますので，安全性を考慮すれば進行方向に対して横向きに車椅子を固定する必要があります．

車椅子ウィリー：車椅子ウィリーとは，キャスター上げのことですが，車椅子使用者の方にとっては必須の技術になります．病院内などでは必要となることは少ないですが，外出した場合は小さな段差，小さな溝，石などのさまざまな障害物があります．キャスターは小さい車輪なので，踏切の線路などの隙間にはまってしまうことがあります．このようなことを避けるために車椅子ウィリーで，走行することが必要になります．

11 車椅子動作　　　車椅子駆動時の床反力を学ぶ

車椅子駆動時の床反力は？　　11-1

問題　人の立位での動作時の床反力については，おおよそ理解できたことと思います．しかし，床反力は足底だけから生じるわけではありません．**第8章**でみたように，座っているときは殿部からも反力を受けています．今度は，少し応用的な状況を考えてみましょう．

　車椅子駆動時の床反力を考えます．上肢でハンドリムを把持し，前方に駆動する際に，大車輪の床反力はどちらを向くでしょうか？

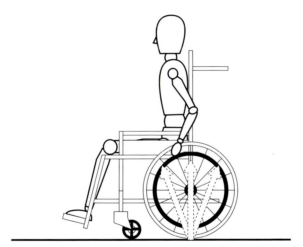

図1　車椅子駆動時に大車輪に作用する床反力は？

選択肢　正しい選択肢を選んでください．
　A．前向き
　B．後向き

HINT　どのような環境においても重心は床反力が作用した方向に加速します．

A. 前向き

解説 人が大車輪を押す力を考えれば，大車輪に作用する床反力がわかります．人が大車輪をこぐ力は，図2のように床を後方に押す力になります．床反力は大車輪が床に加える力の反作用になるので，大車輪に作用する床反力は前向きになります．車椅子駆動では，上肢の筋出力で大車輪を介し床を後方に押すことにより，前方への床反力を得て重心を前方へ移動させていることになります．環境が異なっても，力学の基本的な原則は変わりません．床との接地点（COP）から床反力を受け，その方向に加速度が生じます．実際に床反力を計測すると図3のようになります．

また，脳卒中片麻痺患者の方は健側の上下肢で車椅子駆動を行います．健側下肢の足底に作用する床反力も，大車輪と同様に上向きかつ前向きになります．この床反力は，膝関節の前方を通りますので，この動作には膝関節の屈曲モーメントが必要です．このモーメントを生み出すのは，ハムストリングスです．ハムストリングスの収縮は，股関節伸展モーメントも生じますので，骨盤を後傾させる作用ももちます．骨盤が後傾し，重心が後方へ移動すると，健側の足底に荷重することが困難となります．通常は，骨盤が後傾しないように，股関節屈筋群の活動で股関節伸展モーメントを抑制して制御します．この制御がうまくいかないと，骨盤と体幹が後傾し，背もたれに背中が押し付けられ，背もたれから前向きの反力が生じます．この反力は身体を前方に押すため，結果として骨盤が前方へ移動してしまい，不良姿勢の原因となります．このように人はさまざまなところから反力を受け，それらを利用しながら運動を行っています．

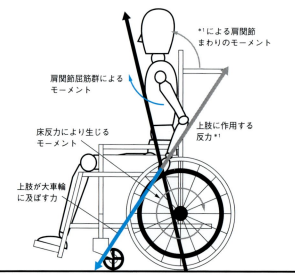

図2 車椅子駆動時に大車輪に作用する床反力と肩関節のモーメント

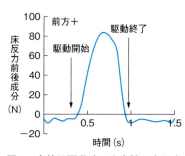

図3 車椅子駆動時の大車輪の床反力前後成分

11 車椅子動作   車椅子に働く力を学ぶ

車椅子の安定性と車軸の位置の関係は？　11-2

問題　車椅子の大車輪の車軸の位置と後方への倒れやすさとの関係を検討します．上り坂で車椅子を前に駆動したときに後方へ転倒しにくいのは，大車輪の車軸を標準より前方にしたほうでしょうか後方にしたほうでしょうか．

車椅子の車軸の位置は，駆動効率から考えると肩峰下垂と一致させるのが望ましいので，実際には問題のようには変更しませんが，安定性だけに着目して考えてください．

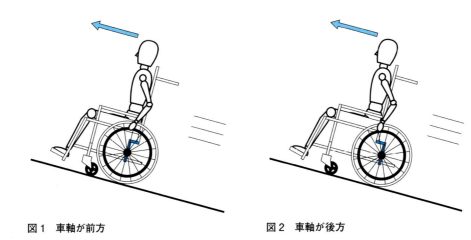

図1　車軸が前方　　　　　　　図2　車軸が後方

選択肢　正しい選択肢を選んでください．

A．上り坂で車椅子を前に駆動したときに後方へ転倒しにくいのは，大車輪の車軸を標準より前方にしたほう（図1）

B．上り坂で車椅子を前に駆動したときに後方へ転倒しにくいのは，大車輪の車軸を標準より後方にしたほう（図2）

HINT　大車輪の車軸と体と車椅子（大車輪を除く）の重心線との水平な距離がモーメントアームです．

解答　B．上り坂で車椅子を前に駆動したときに後方へ転倒しにくいのは，大車輪の車軸を標準より後方にしたほう（図2）

解説　図3と図4を見てください．車軸を後方にしたほうが支持基底面が広くなり後方に安定します．また，駆動効率を良くするために車軸を前方にした場合は，ティッピングレバーの後方に転倒防止バーを取り付けます．

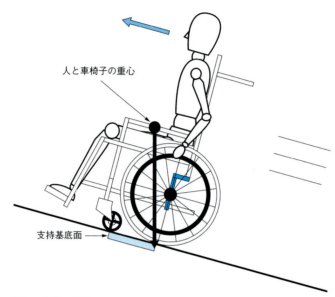

図3　車軸が前方のモーメントアーム

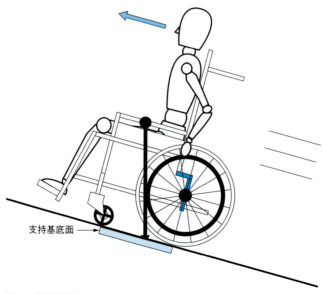

図4　車軸が後方のモーメントアーム

11 車椅子動作　　車椅子に働く力を学ぶ

フロントキャスターアップを介助するコツは？

11-3

問題　車椅子に乗っている人を介助している場面です．前方に段差がありますのでキャスターを上げる必要があります．一番楽な方法はティッピングレバーを足で踏む方法です．しかし，介助者の体重が軽い場合はコツがあります．介助者は車椅子の近くにいたほう（図1）がよいでしょうか，遠くにいたほう（図2）がよいでしょうか．

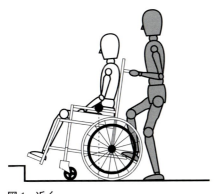

図1　近く

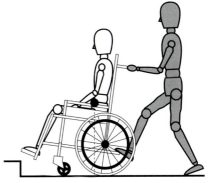

図2　遠く

選択肢　正しい選択肢を選んでください．
- A．近く
- B．遠く

HINT　質量は変わりませんが，モーメントアーム長が違います．

解答 B. 遠く

解説 図3，図4で，大車輪の軸を中心とする反時計回りのモーメントは，青色で塗った部分の重さ×青色の線の長さです．

時計回りのモーメントは灰色で塗った部分の重さ×灰色の線の長さです．

図4のほうがモーメントアームが長くなり，時計回りのモーメントは図4のほうが大きくなります．したがって，図4のほうがキャスターを持ち上げやすくなります．

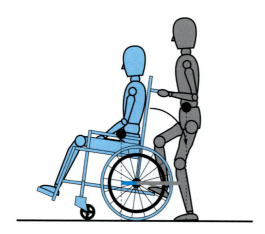

図3 「近く」のモーメント

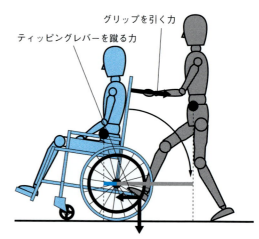

図4 「遠く」のモーメント

また，グリップを後方に引く力は，大車輪の軸からの距離（モーメントアーム）が長いため，キャスターを持ち上げる際に重要です．グリップを後方に引くと車椅子が後方へ移動するため，ティッピングレバーを前下方に蹴ると安定します．グリップを後方へ引く力とティッピングレバーを前方へ押す力が偶力となって，時計回りのモーメントを生じさせます．

11 車椅子動作　キャスター上げの力学を学ぶ

車椅子ウィリー時のバランスをとる方法は？

11-4

問題　車椅子でキャスターを浮かせてバランスを取っているとき，後方にバランスが崩れたら，大車輪をどちらの方向に回してバランスを回復させるでしょうか．

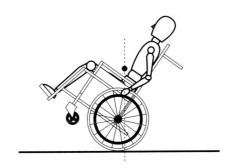

図1　後方へ転びそう

選択肢　正しい選択肢を選んでください．
A．大車輪を前に回す．
B．大車輪を後ろに回す．

HINT　大車輪を前に回すとキャスターが持ち上がります．

解答 B．大車輪を後ろに回す．

解説 立位における姿勢制御と考え方は同じです．後方へバランスが不良となった場合は，前方への床反力が必要なので COP を後方へ動かします．ウィリー時の床反力は大車輪と床の接点にありますので，大車輪を後方へ回します．

車椅子のキャスターを浮かせてバランスを取っているときに，上手になると手が勝手に動いてバランスを取ってくれますので，車椅子を操作するのにこのような知識は不要になります．

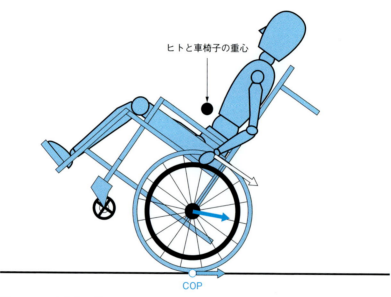

図2　COP を後方へ動かす

11 車椅子動作　　キャスター上げの力学を学ぶ

車椅子ウィリーの仕方と動作の理由は？　11-5

問題　車椅子でキャスターを浮かせるときは，その前に必ず車椅子を後ろに動かしてからハンドリムを前に動かします．なぜでしょうか．

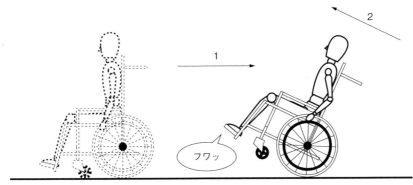

図1　キャスター上げ

選択肢　正しい選択肢を選んでください．

A．肘関節伸筋を促通するために，前もって肘関節屈筋を収縮させるため．
B．大車輪に対して前方への床反力を大きくするため．

HINT　床反力が身体へも作用します．

解答　B．大車輪に対して前方への床反力を大きくするため．

解説　大車輪を後ろに駆動してから前に駆動させると，大車輪に作用する前向きの床反力が大きくなります．このことは，方向が逆転しているので速度の変化が大きくなり，加速度が大きくなることからも理解できます．大車輪に対して前向きの床反力が大きく働くことで，大車輪には後方に回転するモーメントが生じます．この大車輪に生じたモーメントは上肢に作用して，車軸を中心とした後方へ回転する力のモーメントを生じます．この力のモーメントによってキャスターが上がることになります．

図4は車椅子ウィリー時の大車輪の床反力前後成分です．動作開始後は後方に駆動しているため，床反力は後ろ向きですが，その後前方へ強く駆動することでキャスターを持ち上げていることがわかります．

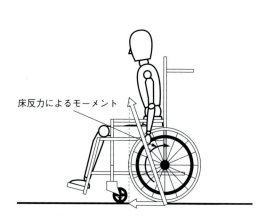

図2　大車輪の床反力とモーメント

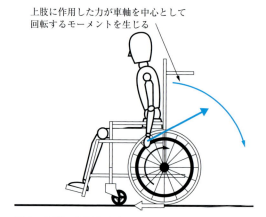

図3　上肢に作用する力

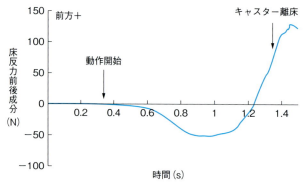

図4　車椅子ウィリー時の右大車輪の床反力前後成分
（体重79.0 kgの健常若年者）

索引

欧文

CM 関節　92
COG　36
COM　36
COP　36
DIP 関節　92
FRF　44
GRF　44
IP 関節　92
MMT　14
MP 関節　92
MVC　176
PIP 関節　92
PNF　14
RMS　142
Timed Up & Go Test　70
trunk impairment scale　62

和文

イニシャルコンタクト　66
イニシャルスウィング　66

ウォーキングサイクル　66
運動学習　176
運動失調症　36
運動方程式　66
遠心性収縮　2

外的モーメント　112, 150
カウンターアクティビティー　54, 56
カウンターウェイト　54, 60
カウンターバランス　60
荷重応答期　66
加速度　66
関節反力　112

逆運動力学　142
求心性収縮　2
強制歩行　66
筋骨格モデル　112
筋収縮　2
筋張力　2
筋疲労　92

空間認知　54
偶力　142, 144
駆動効率　188
車椅子ウィリー　188

ケイデンス　66, 73
倹約の法則　176
剛体　92
剛体リンクモデル　112

最大随意収縮　176
最適化法　112
自己相関係数　142
支持基底面　2
自然歩行　66
質量中心　2
重心　2
重心線　2
重心動揺計　36
重複歩幅　66
自由歩行　66
重力加速度　26, 76
重力補正　14
小脳性運動失調　36
初期接地　66

深部知覚障害　54

す
スウィングフェーズ　66
スタンスフェーズ　66
ステップレングス　66, 73
ストライドレングス　66
ストライドワイズ　66
ストレンゲージ　47

せ そ
正規化　176
静止張力　2
脊髄性運動失調症　36
積分法　76
足圧中心（点）　36, 44

た ち
ターミナルスウィング　66
ターミナルスタンス　66
体幹機能　54
大脳性運動失調　36
ダブルスタンスフェーズ　66
重複歩幅　66

て
定常歩行　66
ティッピングレバー　188
定量的筋力測定　14
ティルトテーブル　29
てこの原理　14
手持ち式筋力計　92
デュシャンヌ歩行　142

と
等尺性収縮　2
等速性収縮　2
等張性収縮　2
トルク　14
トレンデレンブルグ歩行　142

な に
内的モーメント　112, 150
ニュートン　14

は ひ
廃用症候群　54
バランス訓練　92
反張膝　157
ハンドリム　188
微分法　76
表面筋電図　176

ふ へ
プッシャー症候群　142
プレスウィング　66
ベクトル　14

ほ
歩隔　66
歩行周期　66
歩行率　66
歩幅　66

み め も
ミッドスウィング　66
ミッドスタンス　66
迷路性運動失調症　36
モーメント　14

ゆ
遊脚終期　66
遊脚初期　66
遊脚前期　66
遊脚相　66
遊脚中期　66
有効支持基底面　2
床反力　36
床反力作用点　44

り ろ
リーチ動作　54
力積　76, 88
立脚終期　66
立脚相　66
立脚中期　66
両脚支持期　66
ローディングレスポンス　66